질병에서
해방된 사람들

질병에서
해방된 사람들

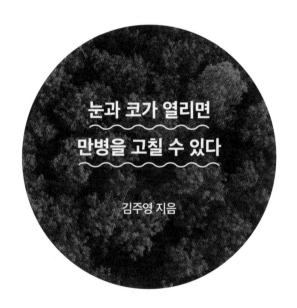

눈과 코가 열리면

만병을 고칠 수 있다

김주영 지음

평단

옛말에 '몸은 천 냥이요, 눈은 구백 냥'이라 했다. 과학적 원리를 복잡하게 설명할 것 없이 간단하게 단 한 줄로 표현한 선조들의 통찰력에 탄복하지 않을 수 없다.

선조들이 이토록 눈을 중시한 이유는 눈이 신체 건강의 바로미터로 작용하기 때문이다. 가령 신묘수를 눈에 넣고 최소 5시간만 지나면 온몸에 있던 염증이 눈으로 빠져나오는 걸 볼 수 있다. 자부하건대 눈으로 염증을 빼냄으로써 질병 치유의 길을 모색한 건 세계 최초가 아닐까 한다.

강원도 철원에서 주나식품을 창업하고 고려신묘단을 세상에 선보인 지 올해로 12년째 접어들었다. 이 책에는 다양한 체험 사례가 80여 편 실려 있다. 고려신묘단을 매개로 나와 인연을 맺었거나 최근에 용액으로 만든 신묘수를 써본 이들의 체험담이다. 파킨슨병, 비염, 당뇨, 유방암, 전립선 장애, 관절염, 탈모, 각종 피부질환, 산부인과 질환 등 다양한 증세를 겪어온 이들이 증상이 개선되었거나 호전되었음을 증언하고 있다.

고려신묘단은 2020년 이후 생산을 중단했다. 주나식품을 폐업하면서 고려신묘단 홈페이지도 폐쇄했다. 여기에 소개한 사례는 주로 홈페이지를 폐쇄하기 전에 게시된 글들과 파킨슨 카페(파킨슨을 극복해가는 사람들(http://cafe.daum.net/pks82)에 실명 혹은 별명으로 올라온 글들이다. 아울러 이 책이 출간된다는 걸 알고 직접 글을 보내오거나 인터뷰에 응한 분들의 증언도 같이 실었다. 홈페이지와 카페에는 증상이 개선되기 전후 사진을 올려놓기도 했으나 이 책에는 싣지 않았다.

신묘단 용액 신묘수는 정식 의약품 등록을 앞두고 있다. 때가 되면 내가 아는 모든 것을 세상에 공개할 생각이다. 내가 바라는 건 한 가지다. 누군가에겐 허황하게 들릴지도 모를 이야기가 질병으로 고통받는 이들에게 작은 빛이라도 될 수 있기를….

철원 와수리에서 **김주영**

차례

3장 입으로 만병이 들어온다

4장 우리 몸에는 백 명의 의사가 살고 있다

일러두기

홈페이지와 카페에 게시되었던 글은 편집상 필요에 따라 제목을 수정하거나 원고를 훼손하지 않는 범위에서 일부 내용을 발췌하거나 인터뷰 내용을 추가했습니다. 미리 허락을 구하지 못한 분들의 양해 바랍니다.

병원에서 포기한
내 병의 치료법을 찾기 위한 40년의 여정

나는 현대의학을 믿지 않는다. 혹자는 이런 말을 하는 나를 비웃을지 모른다. 의사를 믿지 않으면 평생 병을 달고 살다 죽을 거냐고 따져 묻는 이들도 있었다. 물론 세상엔 훌륭한 의사들도 많다. 예전엔 나 역시 어디가 아프면 병원부터 찾곤 했다. 대한민국 최고의 병원이란 병원은 안 찾아다닌 곳이 없을 정도다.

단언컨대 내 병을 고친 건 의사가 아니었다. 병원에서 받아온 허다한 약이 잠시 잠깐 증세를 잊게 하거나 진행을 더디게는 했을망정 병의 진짜 원인을 알아내고 이를 극복한 건 나 자신의 노력에 따른 결과였음을 자부하고 있다.

40여 년 전 나는 이른바 '잘나가는 사업가' 소릴 들었다. 시작은 유선방송 사업이었다. 그 시절 유선방송은 땅 짚고 헤엄치기란 말이 있을 만큼 경기가 좋았다. 사업에 자신감을 얻어 전파사와 제빙공장을 세우기도 했다. 운도 잘 따라주었던 모양인지 벌이는 일마다 승승장구했다.

인생사 새옹지마라 했던가.

30대 중반까지만 해도 나는 좌우 시력이 1.2/1.0으로 비교적 양호한 편이었다. 그런데 하루는 운전하다 죽을 뻔한 일이 있었다. 사거리에서 일단정지 신호를 받고 멈춰 있는데 갑자기 차가 뒤로 밀리는 느낌이 들더니 시야가 흐려지고 눈알이 빠질 듯 아팠다.

착시현상인가?

이러다 큰일 나겠다 싶어 브레이크를 있는 힘껏 잡았다.

"신호가 바뀌었는데 왜 안 가고 이러고 있지?"

동승자가 불안해하는데도 겁이 나서 도무지 차를 앞으로 몰아갈 수 없었다. 그 후로도 몇 차례 같은 상황이 반복되었다. 철원에서 서울로 운전해가는 동안 안압이 급상승하면서 극심한 편두통이 몰아치는 바람에 네다섯 번은 갓길에 차를 세우고 쉬어야 할 정도였다. 사업하는 사람이 핸들을 잡지 못한다는 현실이 기가 막혔다.

제일 힘든 게 토끼 눈처럼 눈알이 빨개지는 것이었다. 거울을 보는 것도 스트레스가 될 만큼 증세가 점점 심해졌다. 그 당시는 철원에 안과가 없어서 의정부에 있는 안과에 다녔다.

'안약 열심히 넣고 눈 비비지 말라.'

의사 말만 믿고 상태가 좋아지기만 기다렸건만 헛된 바람에 불과했다. 혈당이 지극히 정상인데다 눈 질환을 일으킬 만한 특별한 병증이 있는 것도 아니라고 했다. 이후엔 어쩌다 눈에 이물질이 들어갔는데 별의별 약을 써도 빼내질 못했다. 시야는 점점 뿌예지고 시력이 0.5/0.6으로 내려갔다.

10년을 허송세월하고 눈이 그 모양이니 살고 싶은 생각도 없어졌다. 산부인과 의사였던 사촌누이가 그런 나를 보다 못해 서울 세브란스병원 안과 전문의를 소개했다. 누이와 꽤 친한 사이였던 그는 온갖 검사를 해보더니 난감한 표정을 지었다. 지금도 그때 그 의사와 나눴던 대화가 잊히질 않는다.

"이 사람아, 이 병엔 약도 없어."

"병명이라도 있을 거 아닙니까?"

"안됐지만 병명이랄 것도 없고 뚜렷한 치료법도 없어."

결론은 불치병이라는 얘기였다. 황당했다. 그런 내가 안쓰러웠던지 잠시 후 그 의사가 다시 말을 건넸다.

"두세 달 정도 편안해지는 방법이 있긴 한데, 해볼 텐가?"

"혹시 그러다 죽는 겁니까?"

"아프긴 해도 죽진 않아."

눈 때문에 죽을 생각까지 했던 판국인데 못할 게 뭐 있겠나.

병원 침대에 누워 있으면서 그런 생각이 들었다.

의사가 눈꺼풀을 핀셋으로 집어 올리더니 뭔가로 꾹꾹 눌러 짜기 시작했다. 어느 순간 이물질이 얼굴로 막 흘러나왔다. 눈으로 볼 수가 없어 확실친 않았지만 마치 여드름 찌꺼기가 빠져나오는 듯한 기분이 들었다. 눈알이 어찌나 아프고 뻐근했던지 저절로 몸이 뒤틀릴 지경이었다. 한참을 그러다 잠시 기다리라기에 정신이 얼얼한 채 의자에 앉아 있으니 의사가 간호사를 병실로 데리고 들어왔다. 그리고 또 영어로 뭐라고 뭐라고 하면서 다시 눈꺼풀을 짜내는 것이었다. 얇은 눈꺼풀을 눌러 짤 때마다 지독한 통증이 몰아쳤다.

치료를 마치고 문득 휴지통을 보니 고름을 짜낸 거즈가 가득했다.

"내가 해줄 수 있는 건 여기까지야. 그런 줄 알고 다신 오지 말게."

의사는 나에게 신신당부했다. 나로서도 두 번 다시 겪고 싶지 않은 경험이었다. 이상하게 집으로 돌아올 땐 눈이 한결 개운해진 듯했다.

그날 이후 나는 진짜 사는 것처럼 살았다. 우선 운전하는 데 별 지장이 없었다. 10년을 고생했던 눈이 그렇게 좋아질 수 있다는 사실이 도무지 믿기질 않았다. 그러나 그 기간은 의사가 말한 딱 두세 달 정도였다. 얼마 안 있어 전과 똑같은 증상이 나타나기 시작했다.

의사는 분명 약도 없는 불치병이라고 했다.

그런데 눈에서 이물질을 짜내고 난 뒤 상태가 좋아졌다는 건 어떻게 이해해야 한단 말인가? 그 이물질의 정체는 무엇일까? 혹 눈에 탈이 난 원인이 이물질에 있는 건가? 의문이 꼬리에 꼬리를 물었다.

10여 년 연구 끝에 개발한 '신묘단'

40대 초반에는 허리에도 문제가 생겼다. 의사들은 일을 너무 많이 해서 허리에 무리가 온 거라고 했지만 뚜렷한 치료법을 찾아내지는 못했다. 본래 나는 궁금증을 묻어두고 사는 편이 못된다. 의심나는 게 있으면 끝까지 파헤쳐 해결책을 찾아내야만 직성이 풀린다.

병원에서 포기한 환자가 세상에 나 하나뿐일 리는 없지 않은가. 우선 나와 같은 처지에 있거나 혹 상태가 호전된 경우가 있는지, 있다면 무슨 방법을 썼는지 알아보기로 했다.

40대가 넘으면 대개 병 하나씩은 달고 살기 마련이다. 병명이나 증세도 다양하다. 개중엔 나처럼 눈이 아프거나 허리 통증으로 고생하다 어느 결엔가 모르게 좋아졌다는 사람도 있다. 하지만 대부분 좋다는 약이란 약은 다 써본 뒤라 대관절 무엇 때문에 증세가 나아졌는지도 몰랐다.

그래도 뭔가 공통점이 있지 않을까?

평소 이들이 즐겨 먹었다는 음식이나 약재들에 답이 있을 거라는 생각이 들었다. 외가는 대대로 한의학에 종사했다. 11대 외종조부부터 내려온 한의학 비서(秘書) 3권이 어머니에게서 내 손에 전해졌다. 한문 공부까지 해가며 중국과 한반도에서 전해 내려오는 한의학 서적이며 민간요법에 관한 책을 닥치는 대로 구해 읽었다. 그러다 우연찮게 알게 된 것이 '산에서 나오는 뼈'로 불리는 산골(山骨)이라는 한약재였다. 『본초강목』이나 『동의보감』에 따르면 산골은 관절통, 골다공증, 타박상, 골절, 근육 파열, 어혈이나 화상 치료는 물론 염증과 통증을 없애는 데 특히 효험이 있다고 한다.

그 무렵 교통사고가 났다. 다리에 깁스를 했는데 몇 달이 지나도록 뼈가 잘 붙지 않았다. 혹시나 하는 마음으로 한약방에

질병에서 해방된 사람들

서 구한 산골을 그냥도 먹고 끓여서도 먹었다. 보름에서 한 달 정도 지나자 뼈가 붙기 시작했다. 그전부터 속을 썩이던 허리 통증과 편두통이 상당히 호전되었으며 걸을 때마다 신경이 쓰였던 사타구니 사마귀도 자취를 감췄다.

제일 놀라운 건 눈이었다. 이게 무슨 일이지? 처음엔 어안이 벙벙했다. 눈에서 고름이 끊임없이 흘러나왔다. 눈 안에서 이렇게 많은 고름이 배출된다는 게 충격적이었다. 그런데 신기한 건 고름이 빠져나오면서 눈알이 씻은 듯 개운한 기분이 든다는 것이었다. 생각해보니 세브란스병원 의사가 눈꺼풀을 짜냈을 때도 이런 느낌이었다.

그렇다면 의사가 눈꺼풀을 짜낼 때의 그 지독한 통증은 무엇 때문이었을까? 청소년기에 여드름을 짜낸 기억을 떠올렸다. 콧등이나 얼굴에 난 여드름은 고름을 짜내고 마지막에 근(根)이 나와야 염증이 더는 안 생긴다. 그런데 눈 안쪽은 피부가 아니기 때문에 고름을 짜낼 때 동공에 마찰을 일으켜 통증이 심했던 것이고 의사도 이 방법을 꺼리게 된 건 아니었을까? 안개 속처럼 뿌옇던 앞길에 서광이 비치는 듯했다.

선대 어른들이 남긴 고서에도 산골의 효험에 관한 내용이 있었다. 이를 토대로 전국에서 명의로 소문난 한의사들을 찾아다니며 사실 확인 겸 자문을 했다. 그리하여 하나의 결론을 내렸다. 산골이 염증 치료에 특효가 있다는 것이었다. 그렇다면 눈이나 허리 통증, 뼈가 붙는 것 외에 다른 효능이 있는 건 아닐까?

산골로 술을 담가 친구와 지인, 친척들에게 나눠주면서 더욱 더 놀라운 사실을 발견했다. 이유 없는 가슴 두근거림, 당뇨, 피부병, 관절염은 물론 생리통, 자궁 물혹 같은 산부인과 질환뿐만 아니라 난치병으로 알려진 파킨슨 환자에게도 산골이 효능이 있음을 알게 된 것이다.

뇌의 신경전달물질인 도파민 부족으로 생기는 파킨슨병은 움직일 때보다 가만히 있을 때 몸이 강하게 떨리고 근육이 굳는 병이다. 동작이 느려지고 걸음새가 부자연스러운 모습을 보인다. 도파민 성분이 들어간 약을 먹으면 일상생활이 가능할 정도로 증상이 호전되긴 하지만 완치 확률은 거의 없는 것으로 알려져 있다.

사촌 형수는 파킨슨 환자가 아닌데도 손을 떨었다. 파킨슨증후군이었다. 파킨슨병과 증세가 유사하나 그에 더해 어지럼증, 요실금, 기립성저혈압 등 몇 가지 증상이 더 나타나는 경우 파킨슨증후군이라고 한다. 파킨슨병과 달리 움직일 때 몸이 떨린다. 초기엔 도파민 약이 효과를 보이기도 하지만 9~10년 이내

질병에서 해방된 사람들

사망률이 높은 것으로 알려졌다. 형수는 산골로 담근 술을 6개월간 먹고 더는 손을 떨지 않았다.

시중에서 흔히 산골이라는 이름으로 거래되는 자연동(自然銅)은 독성이 있는 물질로 극히 소량만 섭취해야 독성으로 인한 부작용을 예방할 수 있다. 대략 1그램에 10만 원에 판매되는 비싼 약재로 시간이며 비용이 한도 끝도 없이 들어간다. 내 경우 10그램을 먹고도 눈에서 고름이 계속 나왔다. 양이 적은 것이다.

내가 사는 강원도 철원군 와수리 산간에는 몸에 좋은 약초며 산나물이 지천이다. 이곳에서 식물성 산골을 찾아낸 건 기적이고 행운이었다. 식물성 산골은 천연구리에서 추출하는 광물성 물질이 아니라서 인체에 무해하고 까다로운 법제 과정을 거칠 필요가 없다. 이 산골을 주재료로 해서 만든 환을 '고려신묘단'이라 이름 붙이고 2011년 '주나식품'이라는 건강기능식품 회사를 설립했다.

부러질지언정 휘지 않는다

몸속 염증을 완전히 제거한다는 게 생각처럼 쉬운 일은 아니었다. 신묘단을 복용하고 2~3년 지나자 눈이 편해졌으나 줄잡아 5~6년은 끈적끈적한 이물질이 나왔다. 이대로 가다간 10년,

20년이 지나도 끝장을 볼 수 없을 것만 같았다.

좀 더 빠르게 효과를 얻을 수 없을까? 답답한 나날 중에도 사람들은 계속 나를 찾았다. 대개는 알음알음 소개받고 온 이들이라 나 몰라라 하기도 어려웠다. 이분들에겐 무상으로 신묘단을 나눠주는 대신 조건을 걸었다. 신묘단 복용 전후 경과를 우리 회사 홈페이지나 인터넷 카페에 올려달라는 것이었다.

이후 풍치 환자의 통증 완화, 노화로 인한 탈모 방지, 아토피 완치, 암 진행 속도 저하 등 다양한 사례가 게시판에 올라왔다. 하지만 열에 일곱은 환만 받아가고 소식이 없었다. 심지어 단기간에 원하는 결과를 얻지 못하면 원망이 나를 향했다. 대부분 급한 마음에 과다한 양을 복용했거나 호전반응을 이해하지 못한 경우였다.

내 집에서 먹이고 재우고 지압해주고 빨래까지 해주면서 돌봐준 사람만도 수십 명인데…. 어쩔 수 없이 인간적인 배신감이 밀려왔다. 경제적으로 이해관계가 얽힌 이들은 나를 의료법 위반으로 고발해서 벌금을 두 번이나 물었다.

물욕이 아예 없다는 건 거짓말이겠으나 내가 회사를 차린 건 더 많은 사람이 건강한 삶을 누리도록 돕고 싶은 마음이 컸다. 돈이 목적이었다면 지금쯤 억만장자가 돼 있을지도 모른다. 몇

질병에서 해방된 사람들

몇 한의원과 개인병원에서 신묘단 납품 의뢰가 오기도 했고 거액을 투자하겠다며 동업 의사를 타진해온 이들도 있다. 그러나 이들이 책정한 금액과 내 생각은 너무나 달랐다. 돈에 눈이 멀어 초심이 흔들렸다면 신묘단은 일부 부유층에게만 허용되었을 것이다.

나만의 원칙을 지키고자 몸부림치는 동안 회사는 매월 2천만~3천만 원씩 적자가 났다. 유선방송을 접고 전파사와 제빙회사를 정리한 돈을 신묘단에 쏟아부었으나 투자금을 거둬들이기는커녕 현상 유지도 어려웠다. 결국 주나식품은 문을 닫아야 했다.

마침내 안경을 벗는 시대가 오리라는 신념으로

3년 전 여름, 집 뒷산에 있는 선친 묘소를 돌보러 갔다가 약수를 몇 통 길어 왔다. 일제강점기를 살았던 선친은 이 약수터 물에 신기한 효능이 있다고 믿었다. 봄가을이나 겨울철이면 일본 사람들이나 멀리 중국에서도 사람들이 찾아와 약수를 배에 실어 갔다는 것이다. 이 물로 목욕하면 피부병이 좋아지고 장복하면 속병이 사라진다고도 했다. 온갖 좋은 약이 쏟아져나오는 요즘 같은 시대에 그 말을 믿는 사람이 몇이나 될까?

집 앞 주차장에 물통을 내려놓는데 종가 어르신이 힘겹게 언덕배기를 올라오는 모습이 보였다. 몹시도 무더운 날이었다. 칠순을 훌쩍 넘긴 노인이 자전거에 짐을 싣고 오느라 온몸이 땀으로 범벅이 되었다. 주차장에 냉장고가 있었는데, 가파른 언덕길을 오가는 마을 사람들에게 시원한 물이라도 마시고 가게 하려는 용도였다. 어르신이 목을 축이는 동안 차가운 물에 얼굴을 씻어내도록 함지박에 약수를 부어주었다.

"물에 뭐가 들었나?"

어르신은 얼굴을 씻고 나서 연신 고개를 갸우뚱했다.

"요새 줄곧 눈이 침침했는데 아주 개운해졌어. 거참 신기한 일일세!"

가까이 가서 살펴보니 쌀알만 한 눈곱 사이로 고름이 흘러내리고 있었다. 어르신이 돌아간 뒤 그 물에 눈을 씻어보았다. 놀랍게도 신묘단을 복용했을 때와 같은 효과가 나타났다.

등잔 밑이 어둡다더니!

순간 어머니가 했던 말이 뇌리를 스쳤다. 예지몽으로 앞날을 보는 능력이 있던 어머니는 비로자나불을 지극정성으로 모셨는데, 사람들은 어머니를 '선관도사'라고 불렀다. 평소엔 천기누설을 이유로 여간해선 입을 열지 않던 어머니가 그날은 내게 알수 없는 이야기를 들려주었다.

질병에서 해방된 사람들

"이 세상엔 하늘도 모르고 땅도 모르는 묘약이 있다. 조만간 아범 앞에 나타날 테니 아픈 사람들을 구하는 데 쓰거라."

그때만 해도 한 귀로 듣고 흘려버릴 수밖에 없었다. 그런 게 있다고 해도 어디 있는지 말씀을 안 해주고 돌아가셨으니 찾을 도리가 없었다. 『동의보감』을 쓴 허준 선생은 긴 눈으로 보면 병을 앓는 것도 결국 하나의 수양이라고 했다. 나는 이 말을 구도자의 자세로 꾸준히 정진하는 가운데 병의 뿌리를 뽑아낼 방법을 찾으라는 의미로 받아들였다.

매일 약수터에 올라 주변을 세밀히 관찰한 결과 전에는 안 보이던 것들이 보이기 시작했다. 산 정상에서부터 수천, 수백 년을 흘러내린 나무와 풀, 돌, 흙, 천지 만물의 정기가 상생하며 수맥을 형성하고 있었다. 이 산에 있는 약재들이 인체의 염증을 가시게 하는 물의 주성분을 이룬 것이리라.

더 큰 확신은 내 몸의 변화로 생겼다. 그전까지는 뒷산 중턱에 이르면 숨이 차서 한 번은 쉬어야 했다. 그런데 이젠 한달음에 올라가도 거뜬했다. 그 정도로 폐활량이 좋아졌다는 뜻이었다. 발바닥이 깨끗해지면서 해마다 여름철이면 골치를 썩이던 무좀도 말끔히 사라졌다.

눈 고름은 점차 양이 줄어들었다. 열흘에서 보름쯤 지나자 몸이 날아갈 듯 가벼워졌다. 하루는 서울까지 운전하고 가는데 불현듯 오른쪽 코가 시원하게 뚫린 느낌이 들었다. 평소 안 나오던 가래도 엄청 많이 나왔다. 다음 날은 전라도 광주까지 왕복 10시간 자동차를 몰았다. 이때도 전혀 힘든 줄 몰랐다. 또 그다음 날은 진도에 볼일이 있었다. 이틀 연속 장거리 운전을 했는데도 피곤하지 않았다.

두 달 가까이 지나자 눈에서 더는 고름이 나오지 않았다. 20년 만에 눈이 완전히 열린 것이다. 최근에 시력 검사를 해보니 0.9/1.0이 나왔다. 나이가 들면 더 나빠져야 할 눈이 도리어 좋아진 걸 알고 확신이 생겼다.

어머니가 말씀하신 하늘도 모르고 땅도 모르는 묘약이 바로 내 눈앞에 있었건만 먹을 줄만 알았지 정작 제대로 쓸 줄은 몰랐다. 나는 식물성 산골이 있는 임야를 통째로 사들여 새로운 시작의 거점으로 삼았다. 그리하여 외가의 비서에서 찾은 비법과 천연 약재를 혼합하여 염증 제거에 특효가 있는 신묘수를 만들어내기까지 다시 몇 년이 걸렸다.

인간은 세상에 나온 순간부터 병을 달고 살아갈 수밖에 없는데, 그 원인은 염증에 있다. 아기는 안전한 태내에서는 모성의 보살핌을 받지만 태어나 젖을 먹기 시작한 순간부터 염증에 노

출된다. 아무리 깨끗하게 씻은 엄마의 살갗도 오염된 공기 앞에
선 속수무책이다. 면역력이 약한 어린 몸이 숨 쉬고 만지고 입에
넣는 모든 것이 염증을 일으키는 오염원이 된다. 살면서 나타
나는 모든 질병은 그런 염증이 쌓이고 쌓인 결과물이다. 이러한
원리와 이치를 깨우친다면 세상에 극복하지 못할 병이 없을 것
이다.

　나는 앞으로 50년 안에 사람들이 안경을 쓰지 않는 시대가
열릴 거라고 믿는다. 또 어찌 알겠는가. 신묘수가 그날을 앞당
기는 촉매제가 될 수 있을지.

1장

인체는 하나로 연결되어 있다

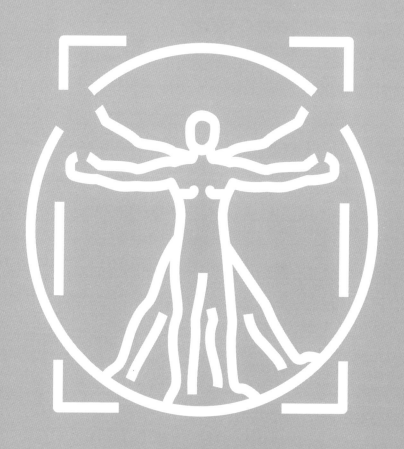

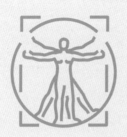

　감기는 '약 먹어도 열흘, 안 먹어도 열흘이면 낫는다'는 말은 흔한 상식으로 통한다. 감기를 유발하는 바이러스가 100가지 이상이라지만 몸에 열이 나면 내려주고, 오한이 나면 차가운 기운을 빼내 정상체온을 유지하게 해주는 것으로도 자연치유가 가능하다. 그렇지만 의사들은 대부분 경미한 감기 증세에도 스테로이드 제제를 처방한다. 환자가 병원에 왔으니 뭐라도 해야 하는 거다. 또 염증이나 면역반응을 억제하는 치료제로 스테로이드만큼 효과적인 게 없다는 것이 그 이유다.

　나는 스테로이드가 있어서도 안 되는 물질이고 없어서도 안 되는 물질이라고 생각한다. 부작용을 생각하면 없어야 할 물질이 분명하지만, 우리 몸에 빠르게 흡수되어 통증을 완화하는 측면에서는 없으면 안 될 물질이다.

신묘단을 처음 접한 이들이 제일 신경 쓰는 것도 이 대목이었다. 행여 스테로이드 제제를 장기간 썼을 때와 같은 부작용이 따르지 않을까 염려되는 것이다. 나는 스테로이드를 만들 줄도 모르거니와 그럴 필요조차 느끼지 못한다. 내 능력의 범위에서 벗어난 일을 시도할 만큼 무모하거나 어리석지도 않다.

나는 의사나 학자가 아니다. 이런저런 병증의 치료법을 말할 위치에 있지도 않다. 다만 40여 년간 나에게 나타난 증상들을 치료하면서 신묘단이 다른 여러 질병에도 효과가 있다는 걸 알게 되었고, 이러한 사실들을 공유함으로써 몸이 아픈 이들에게 조금이나마 도움이 되고자 할 따름이다.

신묘단을 복용하면 과거에 아팠거나 다친 부위에 다시 통증이 생기는 걸 알 수 있다. 그 시기에 완전히 치료가 안 되어서 나타나는 증상이다. 가령 어릴 때 골절된 부위에 어혈이 남아 있는데 모르고 지나쳤다면 나이 먹어 쑤시고 아프다. 신묘단이 그것을 짚어내는 것이다. 우리 몸은 머리부터 발끝까지 하나로 연결되어 있다.

나는 과학자들이 밝혀낸 이 말을 무수한 사례에서 자연스럽게 깨우쳤다. 하나로 연결된 게 아니라면 눈에 넣은 신묘수가 부인과 질환이나 남성 성 기능을 호전시킨다거나 코에 넣은 용

액이 뇌에 영향을 미치는 등의 믿기 어려운 결과를 달리 설명할
도리가 없다. 나 스스로도 눈의 염증을 없애면서 머리가 맑아지
고 막힌 코를 뚫어주면서 갖가지 증상이 호전되는 현상을 몸으
로 경험했다.

특히 나는 코의 기능에 주목했다. 그간 나를 찾아온 중증 환
자들은 대개 한쪽 코가 조금씩 막혀 있었다. 코가 막혔으니 폐
활량이 줄어들 수밖에 없고 결과적으로 뇌에 산소 공급이 원활
하지 못한 상태가 되며 그로써 전체적인 신체 기능이 떨어진 게
아닐까?

의문을 갖고 후비루를 열게 하는 데 집중하도록 조언한 결과
내 판단이 옳았음을 확인할 수 있었다. 그렇다고 신묘단이 만병
통치약이라는 말은 결코 아니다. 허가받은 내용 그대로 건강식
품일 뿐이다. 건강에 문제가 있는 이들에게 도움이 되는 건 분
명한 사실이지만 어디까지나 보조제일 뿐이다. 신묘수도 마찬
가지다.

어떤 질병이든 완치 단계까지 가려면 본인의 노력이 뒷받침되
어야 한다. 음식으로 못 고친 병은 약으로도 못 고친다는 말이
있다. 반드시 적정한 식생활의 균형을 유지하고 운동요법이 병
행되어야만 질병의 고통에서 벗어날 수 있다.

혹자는 환자가 입맛이 없는데 무슨 수로 식생활의 균형을 유지하고 못 먹어서 기운이 없는데 운동을 어떻게 하느냐고 반론을 제기할지도 모른다. 그래서 본인의 노력이 필요한 것이다.

'내 병은 절대로 불치병이 아니다.'

나 자신을 절망에서 건져올린 건 이 하나의 신념이었다. 살아 있는 한 누구에게나 희망은 있다.

믿기지 않는
신묘단의 효과

한창수, 59세, 서울 구로구

아무리 생각해도, 내가 아는 지식과 상식을 총동원해도 도저히 이해할 수 없을 정도로 놀라운 효과를 보여주는 건강식품 신묘단을 독자들에게 소개하고자 한다.

나는 2011년 10월 파킨슨 진단을 받고 실의에 빠져 있던 중 신묘단을 알게 되어 2012년 3월부터 2013년 연말까지 2년에 걸쳐 기적적인 치료 효과를 경험했다. 이후 나와 같은 증상으로 지옥과 같은 고통을 겪고 있을 환우들에게 작은 도움이라도 되었으면 해서 '설호'라는 닉네임 혹은 실명으로 신묘단의 효과에 관련된 사항들을 나름대로 분석하고 검증한 약 100편의 사례를 4년 반 동안 다음 카페에 게재한 바 있다. 그로써 2013년 당시는 물론 지금까지도 근거 없는 인신공격에 시달리고 있으나 진실을 묻어두기에는 너무나 안타까운 마음에 명예를 걸고 가감 없이 나의 투병기를 전하려고 한다.

　2012년 3월 10일, 철원에 계시던 모친이 신묘단을 먹고 파킨슨이 나은 사람이 있다면서 3병을 보내주셨다. 막내아들이 파킨슨에 걸린 사실을 알게 된 어머니가 90에 가까운 노구를 이끌고 수소문 끝에 얻어낸 사랑의 결정체가 바로 신묘단이었다. 나는 대학에서 법학을 전공했다. 자랑할 건 아니지만 배울 만큼 배웠다는 얘기다. 그런 내가 의약품도 아닌 '듣도 보도 못한' 건강식품에 의지하게 될 줄은 솔직히 상상도 할 수 없었다.

　병원에서 난치병 판정을 받고 절망 속에서 기어나와 투병 의지를 추스를 수 있었던 건 끝내 아들을 포기하지 않은 노모의 지극한 정성 때문이었다. 그 실낱같은 희망을 저버리지 않기 위해서라도 열심히 신묘단을 복용한 결과 혈액순환은 물론 온몸의 노폐물 제거에 탁월한 효력을 발휘한다는 걸 알 수 있었다.

　우연의 일치였겠지만, 이는 내가 파킨슨의 중요 투병전략으로 택한 방법과도 일맥상통했다. 혈액을 정화하고 혈액순환을 강화해 뇌의 병변을 해소하면 병증이 완화될 것이라고 기대하던 차에 신묘단을 만난 것이었다. 마치 어머니의 극진한 사랑과 정성을 하늘이 알고 은혜를 내린 것만큼이나 효과는 놀라웠다.

이 글을 쓰게 된 것은 환우들의 관심이 큰 신묘단을 명확하게 소개함으로써 번거로운 전화 통화를 줄이고자 하는 목적도 있다. 이제는 가족 모두가 먹고 있는 신묘단은 심신이 피폐한 지경이 이르렀던 나를 1년 반 만에 거의 정상인으로 만들어준 고맙고 소중한 건강식품이다. 부작용이라는 한계가 있는 양약 복용을 최소화하기 위해 100% 내가 체험한 사실만을 내용으로 한 투병기의 희소성 때문인지 아직도 많은 분이 전화나 문자, 쪽지로 문의를 해오고 있다. 문의자들의 관심사는 ① 구체적인 투약 방법과 그 효과, ② 환우 개인의 증상개선을 위한 조언 요청이 주를 이루었다.

바둑에서 돌을 놓는 수순에 따라 생사가 결정되듯이 투병 방법도 시기적절하게 실행해야만 효과를 볼 수 있다는 것이 내 생각이다. 예를 들어 몸의 경직도가 지압으로 다스릴 수 없는 정도로 굳어진 경우라면 약의 도움을 받아 어느 정도 풀릴 여지를 만든 후에 지압을 받아야 굳었던 몸이 풀리는 효과가 있다. 그 이전까지는 지압을 아무리 받아본들 고통만 있을 뿐 효과를 기대하기 어렵다.

이제부터 신묘단 복용 전후 나의 건강에 어떤 변화가 있었는지를 한 치의 과장 없이 소개하겠다.

복용 전 건강 상태

- 신체의 오른쪽 안면과 혀, 팔과 다리가 마비되어 있었음
- 파킨슨 약 하루 레보도파제 150~475mg, 리큅 4~6mg 복용: 증상 변화 없음
- 기력이 쇠약하여 5분 이상 말하기도 힘든 상태, 용변 후 팬티를 올리기 힘들었음
- 온몸이 굳고 통증이 심해 지옥과 같은 고통이 24시간 지속됨
- 두통, 변비, 빈뇨, 야뇨, 불면증, 식욕부진, 소화불량, 저림 및 시림, 피부노화(주름과 탄력 상실) 등
- 이외에 자율신경장애로 인한 무수한 증상이 있었음

1년 6개월 복용 후 변화

- 안면과 혀의 마비가 풀렸음. 팔과 다리는 60~70% 마비가 풀렸음
- 파킨슨 약 복용량 감소: 2013년 말 하루 마도파 50mg과 리큅 4mg 복용
- 몸의 기력이 획기적으로 좋아져 생애 가장 건강한 상태가 되었음. 아침마다 잠에서 깨기가 힘들었는데 매일 새벽 5시에 활력이 넘치는 상태로 깨어남
- 몸의 경직이 60% 정도 해소되고 통증은 대부분 증상이 사라짐

- 두통, 변비, 빈뇨, 야뇨, 소화불량, 저림, 시림 등의 증상이 80~90% 개선됨

  이 같은 변화는 혈액이 맑아지고 기력이 회복되어 혈액순환이 개선된 결과로 판단됨. 여름에도 발과 다리가 시려 내복을 입었으나 지금은 겨울에도 냉수 목욕을 할 정도임

내가 분석한 신묘단의 효과

위에서 나열한 증상의 개선이 오로지 신묘단만의 효과라고 할 수는 없다. 왜냐하면 초기엔 한약을 복용하는 등 갖가지 노력을 병행했기 때문이다. 그럼에도 확실하게 신묘단의 효과라고 믿는 이유가 있다.

처음에 나는 아무런 사전 정보 없이 신묘단을 복용했다. 막내 아들이라면 끔찍이 여기는 어머니가 오죽 꼼꼼한 검증 과정을 거쳤을까 싶어서였다. 신묘단을 개발한 김주영 사장님을 직접 만나본 건 1년쯤 지난 뒤였다. 대화를 나눠본 결과 투병 기간에 개선된 내 몸의 변화와 신기할 정도로 일치했다. 파킨슨 약은 물론이고 다른 방법으로는 전혀 볼 수 없었던 현상이었다. 이것이 내가 신묘단의 효과를 확신할 수 있었던 이유다.

이후로는 가족과 지인들에게도 신묘단을 적극적으로 권하게

되었다. 대표적인 사례가 울산의 노래방 사장님이다. 2013년 11월, 회사 동료들과 함께 노래방에 갔다가 우연찮게 그분 사연을 알게 되었다. 그날따라 화장실을 자주 들락거렸는데 나를 유심히 지켜본 모양이다. 그분이 조심스럽게 말을 걸어왔다.

"지금 몸이 조금 불편하신 것 같긴 한데, 혹시 뭐 드시는 게 있죠? 그게 뭔지 가르쳐주세요. 부탁합니다."

처음엔 무슨 말인가 했다. 이야기를 듣고 보니 섬유근육종이란 고질병으로 열두 번 수술하고도 온몸의 통증으로 시달린다고 했다. 내 걸음걸이가 다소 불편해 보이는 것에 비해 혈색이 좋은데다 얼굴에 활기가 넘치는 걸 보고 뭔가 좋은 약을 먹고 나아지는 상태란 걸 직감했다는 것이다.

그 노래방 사장님에게 신묘단을 소개했더니 한 달 만에 통증이 사라졌다고 놀라워했다. 그뿐만 아니라 극심한 생리통으로 고통받던 당시 29세의 따님도 신묘단 복용 후 생리통을 말끔히 퇴치했다는 소식도 전해왔다. 이후 3년째 온 가족이 건강관리 차원에서 신묘단을 복용하고 있다며 고맙다는 인사와 함께 틈틈이 울산의 해산물을 보내주시곤 한다.

그 외 내 소개로 신묘단을 복용한 지인들이 전해온 증상의 변화는 다음과 같다.

질병에서 해방된 사람들

- 턱관절 이상으로 통증에 시달리던 여학생 등 3명이 신묘단 복용 후 통증이 없어짐
- 자궁에 커다란 물혹이 있어 수술도 안 된다던 여중생과 성인 여성 2~3명이 신묘단 복용 후 물혹이 없어지거나 건강에 아무 문제가 없을 정도로 크기가 작아짐
- 만성피로로 고통을 겪어온 성인 남녀 여러 명이 건강을 회복함
- 피부색이 거무스름하던 50대 여성이 피부가 확연히 희고 탄력 있게 변화됨
- 음주로 간 기능이 저하된 50대 남성의 경우 신묘단 복용 후 건강이 회복된 것은 물론 주량이 너무 늘어 복용을 중단함
- 탈모가 개선되어 머리가 다시 남
- 기상 시 피곤이 없어지고 남성 기능이 현저히 강화됨
- 혈액순환이 좋아져 수족냉증이 치유됨
- 체온이 높아지고 면역력이 강화됨

위에 소개한 사례는 한 치도 거짓이 없으며 해당 인물에게 지금도 사실 확인이 가능하다. 내 경험과 주변의 이야기를 종합해본 결과 신묘단을 약 1개월에서 3개월 복용하면 몇 가지 눈에 띄게 변화가 나타났다. 그 증상과 원인을 분석하면 다음과 같다.

- 비듬, 귀지, 눈곱 등이 크게 증가하고 온몸에서 때가 믿을 수 없이 많이 나옴
- 어떤 음식에 대한 강력한 식욕이 생기는데 이는 부족한 영양소 보충을 위해서임. 나는 병적으로 허기가 져서 1년간 매일 하루 5번 이상 식사를 했음
- 소염 · 진통 기능이 탁월하므로 무좀, 종기 등은 신묘단을 물에 개어 바르고 2~3일 만에 그 효과를 눈으로 확인할 수 있으며, 복용 시에는 체내의 염증과 통증을 신속하게 제거해줌

신묘단의 소염 · 진통 기능은 스테로이드 효과와 흡사하다. 나는 혹시나 하는 마음에 국내 최고 연구기관에 근무하는 지인에게 특별히 부탁하여 신묘단 내 스테로이드 잔류 검사를 의뢰한 바 있다. 결과적으로 스테로이드 성분은 전혀 검출되지 않았다. 또한 스테로이드는 4주 이상 복용하면 부작용이 나타나는데 나는 4년째 신묘단을 복용하고 있으나 지금까지 아무런 문제가 없다.

참고로 신묘단 복용 시 나타나는 명현현상은 부작용이나 이상반응이 아니고 증상이 호전되고 있다는 긍정적 신호이다. 단, 고통이 너무 심할 땐 복용량을 줄이거나 2~3일간 복용을 중지

했다가 다시 복용할 것을 권한다. 대표적인 명현현상은 다음과 같다.

- 두피에 비듬이 엄청나게 늘어남
- 젤리 타입의 귀지가 저절로 밖으로 흘러나올 정도로 크게 증가함
- 자고 일어나면 눈이 안 떨어질 정도로 눈곱이 대량 분비됨
- 얼굴에서 피지 분비가 대폭 증가함
- 몸에서 때가 엄청나게 많이 나옴
- 미열이 날 수 있음
- 머리에서 열이 남(뇌질환이 있을 경우 뇌혈관이 막혔다 뚫리기 때문)
- 다량 복용 시 몸살기가 올 수도 있음
- 발바닥에서 끈적이는 액체가 분비될 수 있음
- 예전에 다쳤던 부위에 통증이 발생할 수 있음
- 몸에서 힘이 솟아나는 듯한 기분을 느낄 수 있음
- 소변과 대변의 양이 대폭 증가하는 경우가 있음
- 식욕이 크게 강해지고 허기가 심하게 느껴질 수 있음
- 변비 증상이 갑자기 호전되기도 함
- 평소 먹지 않았던 음식에 매우 구미가 당김
- 술을 마셔도 취하지 않을 만큼 주량이 늘고 숙취가 없어짐

- 몸 여기저기에 2~3일 통증이 나타났다 사라지기를 반복함
- 시력이 갑자기 좋아진 듯 환하게 시야가 밝아짐
- 손발이 복용 전에 비하여 따뜻하게 변함
- 평소 만성병으로 먹던 약 기운이 급속히 감소할 수 있음
- 무좀 등 만성 고질병이 단기간에 치유됨
- 몸의 염증으로 인한 통증이 치유됨
- 기억하지 못하던 꿈이 기억나는 등 뇌 기능이 향상됨

난치병을 앓고 있는 환우라면 누구나 그러하겠지만 나 역시 어떻게든 파킨슨병의 고통에서 헤어 나오려 온갖 노력을 다했다. 신묘단도 그저 먹기만 한 것은 아니었다. 수시로 내 몸을 관찰하고 효능과 효과를 분석했다. 그리하여 신묘단 복용 시 파킨슨 환자들이 얻게 되는 기대효과에 대해 다음과 같은 결론을 얻었다.

첫째, 노폐물 배출, 혈액정화, 혈액순환 개선으로 염증과 통증 등 관련한 각종 증상이 개선될 수 있다.

둘째, 파킨슨 약의 복용량을 크게 줄여 장래의 부작용 발생 시기를 늦출 수 있다.

질병에서 해방된 사람들

셋째, 기력 증진, 면역력 강화로 각종 증상에 대한 내성이 강화되고 증상이 개선될 수 있다.

넷째, 개인의 노력과 행운이 따른다면 파킨슨 약의 복용을 중단하고 완치에 가까운 건강 상태를 유지할 수 있다.

내가 말할 수 있는 건 신묘단이 증세를 호전시키는 효능이 있는 것만은 분명하다는 점이고, 이 글로 신묘단을 소개하는 목적은 위의 네 번째를 제외한 세 가지 정도이다. 나는 신묘단 복용으로 세 가지 효과를 거두었으며, 그것으로 충분히 만족한다.

마지막으로 한마디 덧붙이면, 모든 난치병의 투병법이 그렇듯이 선택은 최대한 신중하고 꼼꼼하게 생각한 후 결정하는 게 옳다. 그러나 일단 선택하기로 결심했다면 최소한 1년 정도는 믿음을 가지고 계속 복용하길 권한다. 이것 조금, 저것 조금 먹어가며 의심 때문에 세월을 허송하지 말았으면 한다. 믿음은 그 자체만으로도 훌륭한 약효를 발휘할 수 있다. 실제로 그러한 믿음으로 상당수 환우가 신묘단을 복용하고 효과를 본 것으로 안다.

속옷도 못 갈아입었는데
손주를 돌본다

이재희, 59세, 인천

파킨슨 8년 차. 병원에 갔더니 폐 기능만 약간 떨어지고 몸이 아주 깨끗하다고 했다. 진찰실을 나오는 발걸음이 그렇게 가벼울 수 없었다.

"아직도 멀었나요?"

탈의실 앞에서 나를 걱정하던 안내 직원의 말.

"힘들어서 옷을 못 입겠어요."

미안함을 무릅쓰고 도움을 청했던 일도 이제는 추억이 되었다. 자동차에 올라타기는커녕 혼자서는 안전벨트도 매지 못했다. 내 손으로 밥 한 술 떠넣지 못했던 게 엊그제 같은데 이젠 지하철을 타고 운동하러 다니고 3개월 된 손자를 돌봐주고 있다.

2015년 5월 27일. 이날은 평생 잊지 못할 것 같다. 건강관리

질병에서 해방된 사람들

를 위해 단전호흡을 배우러 다닌 지 9년쯤 되던 해였다. 갑자기 몸이 굳기 시작했다. 그전에 어깨며 허리가 심하게 아팠는데 이것이 파킨슨의 전조증상인 줄은 꿈에도 몰랐다.

가까운 병원에 가서 목·허리 MRI를 찍었지만 별 이상이 없다는 말만 들었다. 그런데도 남편의 도움 없이는 집에서 한 발짝도 나가질 못하니 기가 찰 노릇이었다. 다시 서울대학교병원 신경과로 갔다.

"파킨슨입니다."

한번 걸어보라더니 손목을 만져보고 나서 의사가 내뱉은 한마디에 하늘이 무너져내렸다. 하고많은 병 중에서 하필 완치가 힘들다는 파킨슨병이라니!

아찔한 공포감이 나를 절망 속으로 밀어 넣었다. 약을 먹어도 별 효과를 느끼지 못했다. 9월에는 응급실에 실려 갔다. 의사는 폐기흉이 의심된다고 했다. 산소마스크에 의지한 채 토요일부터 일요일까지 입원실 신세를 져야 했으나 검사 결과 폐기흉은 아니라는 진단이 나왔다.

문제는 그다음이었다. 일요일 아침 병원을 나오는데 몸 상태가 이상했다. 발바닥의 느낌이 둔하고 종아리가 간지러운 듯도 하다가 머리가 어지럽고 가슴이 탁 막혀왔다. 사나흘이 지나도록 증세가 나아지질 않았다. 아무래도 폐에 문제가 생긴 것 같아 다른 병원에 갔으나 역시 폐에는 아무 이상이 없다고 했다. 그런데도 가슴이 터질 것만 같았다. 자동차 안에서 문을 닫고 있으면 미칠 듯 숨이 막혔다. 사방이 벽으로 둘러싸인 식당은 들어갈 엄두를 내지 못했다. 화장실에서 볼일을 보다가도 뛰쳐나오고 싶을 만큼 밀폐된 공간에 대해 극심한 공포를 느꼈다. 결국 한 달 동안 집 안에만 갇혀 살았다.

베개 하나는 배에 올리고 다른 하나는 다리 사이에 낀 채 죽은 듯이 소파에 쪼그려 누워 지내는 게 당시 나의 하루 일과였다. 눈을 뜨고 있는 것도 고통스러워 잠들지 않은 시간에도 눈을 감고 있었다.

이러다 죽는 거 아닐까. 손가락 하나 까딱할 힘도 없는 내 처지를 생각하면 차라리 죽는 게 나을까 싶기도 했다. 그렇게 한 달이 지나자 과거의 내 모습을 더는 찾아볼 수 없게 되었다. 키 172cm에 평균 체중 60kg을 유지했던 나는 몸무게가 51kg까지 빠졌다. 무엇보다 운동을 좋아했던 내가 아무것도 안 하고 두문불출하는 동안 기력이 쇠잔하여 몸 상태가 망가져 버린 것이다.

그러던 어느 날 여동생이 전화를 걸어와 신경정신과에 가보도록 권했다. 이번에는 '불안장애'라는 진단이 내려졌다. 이때 파킨슨 환자들은 대개 불안장애를 겪는다는 사실을 알게 되었다. 나는 신경정신과에서 처방해준 약과 수면제를 딱 한 번 먹었다. 왠지 계속 먹으면 안 될 것 같았다. 혼자 힘으로 이 상태를 극복해볼 결심으로 이를 악물었다. 정년퇴직 후 부동산 중개업을 하던 남편은 아예 사업체를 접고 살림을 도맡았다. 생각할수록 고맙고 미안할 따름이다.

2017년 파킨슨 환우들이 만든 카페를 알게 되었다. 게시판에 신묘단 관련 체험수기가 많이 올라와 있었다. 관심을 가지고 읽다가 궁금한 게 있으면 질문도 하고 간혹 내 증상에 관해 글을 쓰기도 했다.

부끄러운 얘기지만 당시 나는 속옷도 못 입고 살았다. 팬티끈이 몸을 조여와 숨쉬기도 힘들뿐더러 입고 벗는 것도 힘에 겨웠다. 혼자서는 신발도 못 신었고 세탁기에 빨래를 넣을 힘도 없었다. 할 수 있는 거라곤 그저 카페 게시판을 들여다보며 다른 사람들은 어떻게 이 고통을 이겨내고 있는지 알아보는 일뿐이었다. 그러던 중에 어떤 분이 신묘단을 복용하고 증세가 나아지는 것을 보았다.

"신묘단이란 게 정말 파킨슨에 효과가 있나요?"

같은 환자로서 솔직하게 얘기해달라는 부탁과 함께 꼬치꼬치 묻는 나에게 그분은 귀찮은 내색도 없이 상세하게 자신의 경험담을 들려주었다. 그 덕분에 어느 정도 믿음이 생겼지만 서두르진 않기로 했다. 병원에서 하라는 건 다 해보고 맨 마지막에 이걸 먹어봐야겠다고 생각했고, 마침내 처음 시도한 때가 2018년 봄이었다.

신묘단을 복용한 지 1주일 되던 날, 산책하다가 몸이 이완되는 것을 느꼈다. 평소에는 경직돼 있었던 몸에 변화가 생기자 실낱같은 희망이 생겼다. 사랑하는 우리 딸 결혼식장에 화촉을 밝힐 수만 있다면! 둘째 딸 결혼식을 몇 달 앞둔 시점이었다. 부모 품을 떠나 새 가정을 꾸리는 딸에게 그것만큼은 꼭 해주고 싶었다. 하지만 당시 내 몸 상태로는 화촉은커녕 양가 상견례 자리에 참석할 수 있을지도 불확실한 상태였다.

김주영 사장님은 일단 바닥까지 내려간 체력을 끌어올려야 한다며 철원에서 요양하기를 권했다. 좋은 물과 맑은 공기 마시면서 몸과 마음을 추스르라는 말에 힘을 얻어 신세를 지기로 했다. 사장님은 침대에서 내려올 힘도 없는 나에게 음식을 떠먹여주는 것부터 옷 입고 신발 신기고 화장실에 데려가는 일까지 일

질병에서 해방된 사람들

상생활의 모든 부분을 친형제나 친부모처럼 보살펴주셨다. 파킨슨 환자는 마음이 편해야 한다고 좋은 곳을 구경시켜주고 맛있는 것을 사주시기도 했다. 나중엔 간병인 대신 경락 마사지와 족욕, 돌 찜질은 물론 손수 뱀탕을 고아주시기까지 했다. 흑염소를 네 마리나 고아 먹고 보약도 꾸준히 챙겨 먹었다.

그해 8월, 딸 셋이 내 생일을 축하해주기 위해 아이들을 데리고 철원으로 1박 2일 캠핑을 왔다. 카페에서 생일 케이크 불을 끄는데 왜 그렇게 서럽던지. 어쩌면 이게 아이들과 함께하는 마지막 생일파티일지도 모른단 생각에 하염없이 눈물이 쏟아졌다.

경험해보니 파킨슨은 기복이 많은 병이다. 어느 땐 다 나아가는 듯하다가도 시간이 지나면 또 언제 그랬냐는 듯 상태가 나빠졌다 다시 좋아지기를 반복한다. 철원에서 5개월가량 요양하면서 기초체력을 회복했으나 아직 갈 길이 멀었다. 딸아이 상견례장에선 남편이 음식을 떠먹여 주었다. 결혼식에 화촉을 밝히는 절차는 생략해야 했고 폐백도 받지 못했다. 그랬던 내가 요즘은 청소도 하고 빨래도 한다. 몸무게도 56~57kg을 유지하고 있다. 혼자서는 아무것도 하지 못하던 내가 어린 손주를 돌봐줄 정도로 건강한 삶을 살게 된 건 김주영 사장님을 믿고 꾸준히 신묘단을 복용한 덕분이라 생각한다.

요즘 나는 공원을 5바퀴씩 두 번 돌아도(걸음으로 약 1,100보) 피로를 못 느낄 정도가 되었다. 헬스장에서의 근력운동, 배드민턴, 108배, 스트레칭도 빼놓을 수 없는 일과다. 이제는 줄넘기에 도전하고 있다. 병원에 가면 관리를 잘하고 있다고 의사 선생님의 칭찬을 받곤 한다.

전에 나는 녹내장과 안구건조증을 앓았는데, 3개월 전쯤 사장님이 눈에 넣어보라고 용액을 한 통 주셨다. 안약처럼 눈에 떨어뜨리면 고름 같은 눈곱이 빠져나오는데 처음엔 그 양이 너무 많아 외출을 하지 못할 정도였다. 마치 뇌에 있는 나쁜 것들이 송두리째 빠져나오는 느낌이랄까?

얼마 후 서울대학교병원 안과에서 검사를 한 결과 좌우 시력이 0.6/0.7에서 1.0/1.2로 좋아진 걸 알 수 있었다. 지금은 아주 작은 글씨도 잘 보인다. 녹내장도 증세가 많이 호전되었고 코도 뻥 뚫렸다.

"코는 인체의 산소통이다."

사장님은 늘 이렇게 말씀하셨다. 코가 막히면 뇌에 산소 공급이 안 된다는 것이다. 전적으로 공감한다.

"많이 좋아지셨네요!"

공원을 걷다 보면 모르는 분들이 인사를 건네온다. 그간 나를 지켜보면서 건강이 좋아지기를 축원해준 이들이 많았다는 걸 알고 새삼 고마움을 느낀다. 예전 같으면 아는 척하는 것조차 부담스러웠는데 지금은 그저 감사할 따름이다.

내 상태가 좋아지는 걸 보고 남편도 신묘단을 복용하기 시작했다. 부부가 틈틈이 김주영 사장님이 개발한 신묘수로 눈을 씻거나 코에 넣기도 했다. 원래 나는 속눈썹이 없는 게 콤플렉스였다. 그런데 어느 날부턴가 속눈썹이 자라나기 시작했다. 신기한 일이었다. 남편은 가는 머리카락이 아주 튼튼해져서 머릿결이 가라앉지 않고 볼륨감이 생겼다. 자고 나면 한 움큼씩 빠지던 머리카락이 잘 빠지지도 않는다. 전립선이 안 좋아 소변을 참기 힘들었는데 이 부분도 많이 개선되었다.

나는 파킨슨을 앓으면서 매사에 감사하고 긍정적인 사람이 되었다. 파킨슨은 일상생활이 안 되는 병이다. 몸이 뜻대로 움직여주지 않으면 스스로 상처받기 쉽다. 그런 만큼 의지가 강해야 한다. 나는 이제 다른 사람의 도움을 자연스럽게 받아들일 줄도 안다. 이 고마움을 다른 누군가에게 베풀어주리라 생각하면 마음이 한결 편안해진다.

어떤 면에서 파킨슨은 나에게 주어진 선물 같은 것이다. 이 병이 나에게 온 건 내가 충분히 이겨낼 수 있기 때문이 아닐까? 만약 자식이나 남편한테 이 병이 갔다면 나부터가 감당을 못했을 것이다.

10년 가까이 파킨슨과 힘든 싸움을 하면서 몇 가지 결심한 게 있다.

- 평범한 일상을 소중히 여기자.
- 좋지 않은 일은 그 자리에서 털어버리자.
- 남과 비교하지 말고 어제의 나와 오늘의 나를 비교하자.
- 이 병은 반드시 낫는다고 생각하자!

난치병 치유에
한 가닥 기대를 걸고

홍기훈, 60세, 강원도 춘천

나는 파킨슨 환자다. 파킨슨은 뇌에 이상 단백질이 많아져 신경세포가 죽고 도파민 분비가 안 되어 동작 느림, 떨림, 운동장애, 자세 불균형을 가져오는 난치병으로 알려져 있다. 현재까지 증상을 완화하는 약은 있으나 근본 치료나 병의 진행을 멈출 방법은 없다고 한다.

처음엔 어머니 권유로 별 기대 없이 신묘단을 복용하게 되었다. 나중에 주나식품 김주영 사장님 말씀을 듣고 그동안 체험했던 기이한 현상들이 신묘단으로 인한 것임을 이해할 수 있었다. 이후 체내의 독소와 노폐물 제거에 탁월한 효능이 있는 신묘단에 파킨슨 완치의 기대를 걸고 열심히 복용하고 있다.

다음은 약 3년에 걸친 투병기를 정리한 것이다.

파킨슨 진료 및 신묘단 복용 경과

- 2011년 10월: 파킨슨병 진단/레보도파제 150일 복용

- 2012년 3~8월: 신묘단 하루 70~80정 복용

- 2012년 9~12월: 신묘단 하루 130정 복용

- 2013년 1~7월: 신묘단 40~50정 복용/머리에 열이 심해 이따금 복용

- 2013년 8월: 13일간 하루 신묘단 300정씩 복용/신묘단을 먹으면 열나는 것을 확인함

- 2013년 9월 이후: 매일 100정 이상 신묘단을 복용하고 있음

- 2012년 5월부터 15개월 정도 한약도 복용했음

신묘단 복용 후 몸에 나타난 변화(발생 시간 순)

- 소변량이 늘고 냄새가 심하게 나다가 없어짐

- 대변에서 악취가 심함. 1년간 지속

- 머리에 열이 매우 심하게 남. 1개월 전부터 완화

- 목 부위가 열과 함께 굳음. 1개월 전부터 완화

- 머리에서 1년간 젤리 같은 이물질이 다량으로 나옴. 지금은 소량 나옴

- 귀지, 눈곱, 코 분비물이 매우 심하게 배출됨

- 몸에서 때가 심하게 많이 나옴. 1년간

- 주기적으로 며칠씩 끈적이는 땀이 나옴(특히 손 · 발바닥). 1년간
- 몸에서 퀴퀴한 냄새. 지금은 완화됨

신묘단 복용 전후 증상과 신체의 변화

복용 전

- 온몸이 굳어서 구부정하고 통증이 심해서 항상 고통을 느낌
- 오른팔과 다리가 마비되어 움직임에 매우 불편함
- 몸에 기력이 없어서 5분 이상 목소리가 안 나올 정도
- 혀가 굳어 발음이 어눌하고 음식물 씹기가 곤란
- 먹어도 체중이 줄고 피부 각질 벗겨짐. 탈모가 점점 심해짐
- 추위를 심하게 타서 여름에도 내의를 입을 정도
- 손발이 시리고 저리며 아픔

복용 후

- 점차 몸이 풀리고 자세가 바르게 되고 통증이 사라짐
- 오른쪽 팔다리 마비가 점차 풀리고 있음
- 혀가 풀려 발음이 정상으로 돌아왔음
- 기력이 넘쳐 하룻밤을 안 자도 괜찮을 정도(이전엔 죽음)

- 체중이 불고 피부가 맑고 매끈해졌으며, 새로운 머리가 많이 났음
- 기온이 5도 정도에도 열기를 느낄 만큼 건강해져 손발에 땀이 나서 걱정일 정도로 온몸이 따뜻해지고 혈액순환이 잘됨

남아 있는 파킨슨 증상

- 동작이 느림: 아주 조금 개선된 느낌
- 떨림: 50% 정도는 개선됨
- 운동장애: 큰 동작은 70%, 미세 동작은 50% 정도 개선됨
- 자세 불균형: 구부정한 척추가 활짝 펴짐. 우측 골반의 경직이 조금 남아 있음
- 11월부터 좋아지는 속도와 정도가 눈에 띄게 빨라지고 있음

레보도파와 한약의 효과

- 레보도파는 하루 50mg부터 400mg까지 1년 6개월을 복용하는 동안 약간의 경직 완화 효과 이외에는 별다른 효과가 없었으며 현재는 아침과 저녁에 한 번씩 마도파 60mg/리큅 2mg을 복용하고 있음
- 한약도 장기간 복용했으므로 오장육부의 기능 회복과 기력 회복에 도움이 되었을 것으로 생각함

신묘단의 효과라고 믿는 근거

- 내가 체험한 것과 주나식품 사장님의 주장이 거의 일치함
- 몸에 나타난 반응과 신묘단 복용 시기가 일치함(머리에 열이 심하게 나는 것은 뇌 질환인 파킨슨을 치료하는 것으로 기대)
- 몸과 혈액의 노폐물과 독소 제거, 염증 치료에 탁월한 효과

나는 비교적 합리적이고 냉철한 사고의 소유자로 남들에게 평가받아왔고 나 자신도 그렇게 생각하고 있다. 함부로 사람을 의심하지도 믿지도 않는 성격이다. 그런 내가 위와 같이 확신에 찬 이용 후기를 쓰는 이유는 신묘단으로 희망을 발견했기 때문이다. 나뿐만 아니라 가족에게서도 신비한 효과를 확인할 수 있었다. 그리고 제일 큰 이유는 치료에 대한 확신을 심어주고 지금까지 원가에도 미치지 못하는 저렴한 가격에 신묘단을 제공해주신 김주영 사장님의 은혜에 조금이라도 보답하기 위해서다.

나는 신묘단을 복용한 뒤 20년간 굽었던 손가락이 펴지는 경험을 했다. 이것은 틀림없는 사실이지만, 과연 미친놈 소리나 듣지 않을까 걱정하면서도 내가 경험한 것과 비슷한 일을 체험하고 같은 고민을 하는 분들도 있을 것 같아서 용기를 내어 적는다.

결론부터 말하면, 신묘단을 복용한 후 20년 동안 굽은 채 살

아왔던 우측 약지가 신기하게도 펴졌고, 누르면 우릿했던 통증
도 사라졌다(20년 전 손가락을 접질린 후 치료를 제대로 안 해서 굽은
채 굳어짐).

처음 파킨슨 치료를 위해 신묘단을 복용하기로 한 내게 김주
영 사장님이 전화로 "신묘단을 먹으면 아픈 부위가 아프기 전의
상태로 복원된다"라고 여러 번 말씀하셨다. 사실 그땐 이런 말
이 잘 이해가 되지 않았다. 그런데 신묘단 복용 후 내 몸에 나타
났던 구체적 증상들이 사장님이 사전에 말씀했던 것과 일치하
는 일들이 그동안 여러 번 있었다. 한 달 전쯤 손가락의 굽은 부
분이 이유 없이 저리고 아프길래 "혹시 펴지려나?" 하고는 잊었
는데 그제 토요일 저녁에 우연히 손가락이 펴진 것을 발견하고
는 나 자신도 믿지 못했다.

내 손가락이 굽었다는 사실을 기억하고 있는 아내의 말을 듣
고서야 사실을 실감할 수 있었고, 그것도 못 미더워 이틀 밤을
더 지낸 후인 오늘까지 손가락이 펴진 채 있는 것을 확인하고도
솔직히 이 신기한 현상이 믿어지지 않았다.

김 사장님에게 전화했더니 "내가 이전에 아팠던 부위가 복원
된다고 말하지 않더냐? 그런데 사람들이 사실을 믿겠냐. 그러니
내가 환장하지…"라고 했다. 지인에게도 이 사실을 말하고 의견

을 물었더니, 그분 말이 "다른 사람에게는 말하지 마세요. 미쳤다고 그럴 거예요"란다.

왜 아니겠는가? 그게 상식적이다.

20년간 굽었던 손가락이 펴지려면 신경이 살아나야 하는데 어떻게 식품이 신경을 되살릴 수 있는지 의문은 남았지만 직접 경험한 이상 믿지 않을 수 없었고, 뇌 신경이 되살아나야 완치가 되는 고질병인 파킨슨이 있는 나로서는 내심 새록새록 파킨슨의 완치에 대한 기대도 갖게 되었다.

그날 밤에는 여러 가지 생각으로 잠이 오질 않았다. '과연 지긋지긋한 파킨슨이 완치될 수 있을까' 하는 생각에 이어서 지금으로선 내게 신묘단이 유일한 희망인데, 만약에 신묘단을 구할 수 없게 되면 어쩌지 하는 생각 등이 꼬리를 이었다. 다음 날 오전 일찍 김 사장님에게 전화해서 사정을 얘기했다.

"현재 나에게는 신묘단이 파킨슨 치료에 대한 유일한 기대이며 희망입니다. 계속 복용하고 싶은데 공급에 문제가 생길까 걱정이네요. 50병을 재고로 확보해두려고 하는데 좀 할인해줄 수 없겠습니까?"라고. 사장님은 흔쾌히 부탁을 들어주었다. 사실 주나식품이 곧 폐업한다는 이야기를 듣고 여유분의 신묘단을 확보해두려는 생각은 이전부터 해왔는데 손가락이 펴지면서 그 결심을 굳히게 되었다.

신묘단을 나만 먹는 게 아니라 온 가족이 먹고 효과를 보고 있기 때문에 그런 결정을 했고 아내도 내 결정에 적극 찬성해주었다. 3주 전에는 척추관협착증과 골다공증으로 고생하는 처형에게 신묘단을 보내드렸으면 하는 아내의 부탁에 5병을 주문해 보내드렸다.

마지막으로 나는 고려신묘단이 신비한 효능을 가진 놀라운 제품이라고 확신하지만 아무리 좋은 것이라도 믿고 먹는 것과 그렇지 않은 경우는 약효에 큰 차이가 있다는 점을 말씀드리고 싶다. 그리고 나는 이 병이 앞으로 길게 잡아 2년 내로 치유될 것으로 믿는다.

질병에서 해방된 사람들

다시 찾은
부부의 봄날

윤정희, 67세, 강원도 철원

더 늦기 전에 비료를 뿌려야 할 텐데…. 감자 심을 때가 다가오면서 마음만 급했다. 우리 농사 지어가며 부업으로 남의 집 일까지 하느라 도무지 시간이 나지 않았다.

"밭일은 내가 할 테니까 당신은 아무것도 하지 말고 집에 있어요."

"어, 가."

"꼭이요."

노파심에 두 번 세 번 다짐을 받는 나에게 남편은 연신 손을 흔들었다. 눈앞에 일을 두고 손 놓고 있을 사람이 아닌데 오죽 심정이 답답할까.

남편은 12년 전 파킨슨증후군 진단을 받았다. 신묘단을 복용하고 상태가 많이 좋아진 덕분에 큰 걱정은 덜었으나 혼자 집에 두고 나가려면 아무래도 마음이 쓰였다. 1년 8개월 전까지만 해도 자꾸 넘어지는 바람에 거의 매일이다시피 밴드를 무릎에 붙이고 살았다. 걸음의 방향을 틀 때나 앉았다 일어날 때 어느 결인지 모르게 왼발에 힘이 빠지면서 스르르 넘어지곤 했다. 그럴 때마다 나는 가슴이 철렁 내려앉았다. 어디로 넘어질지도 모르고 넘어진다는 게 정말이지 무서웠다. 한번은 토마토 박스 깨진 부분에 넘어져 입술이 찢어진 적도 있다. 요즘은 거의 안 넘어지고 살아서 다행이지만 얼마 전 왼쪽 팔 인대가 늘어나 수술을 했다.

의사 선생님이 무거운 걸 들지 말라고 했는데 설마…?

일을 마치고 집으로 돌아오다 무심코 감자밭에 눈길이 멈춘 순간, 내 눈을 의심하지 않을 수 없었다. 세상에!

비료가 촘촘히 뿌려져 있었다.

"당신이 저걸 다 들고 나갔다고?"

"응."

"팔도 성치 않은데 넘어지면 어쩌려고 그랬어요?"

"안 넘어졌어."

비료 포대 몇 개가 비워진 걸 보고 놀란 나를 남편이 안심시켰다. 몸 이곳저곳을 살펴보니 진짜로 넘어진 흔적이 없었다. 너무나 고맙고 고마워서 눈물이 나왔다. 불현듯 작년 7월 어느 날의 뼈아픈 사건이 빠른 화면으로 스쳐갔다.

"정 심심하면 쉬엄쉬엄 옥수수나 따고 계셔요."

그날도 남편에게 신신당부하고 집을 나섰다. 며칠 전 갑작스레 쏟아진 폭우로 논두렁이 무너져내렸다. 당장 수리하지 않으면 벼농사가 엉망이 될 판국인데 바깥일이 바빠서 어떻게 해볼 수도 없었다.

한낮이 되자 무더위가 기승을 부렸다. 수박 한 통 사 들고 가서 저녁에 시원한 화채라도 만들어야지 생각하고 있을 때 마을 이장님에게서 전화가 걸려왔다. 남편이 앰뷸런스에 실려갔다는 것이었다. 사고가 난 경위를 전해 듣는 동안 심장이 얼어붙는 듯했다.

내가 인삼밭에서 일하는 사이 남편은 기어이 차를 몰고 논으로 나갔던 모양이다. 워낙 날이 무더워 들판엔 아무도 나와 있지 않을 때였다. 오후 4시경 마침 근처를 지나던 동네 사람이 있었다. 차는 있는데 사람이 안 보이는 게 이상해서 주위를 돌아보았더니 남편이 개울가에 쪼그리고 앉아 있더란다. 삽을 들고 둑방을 내려가다 그만 미끄러져 일어나지를 못한 것이다. 나중에 알고 보니 넘어졌을 때가 낮 2시였다. 마누라 일 좀 덜어 주겠다고 불편한 몸을 이끌고 나왔다가 뙤약볕에 무려 두 시간을 그러고 있었을 걸 생각하니 억장이 무너졌다. 정신없이 철원 병원으로 달려갔건만 어찌된 일인지 남편을 실은 앰뷸런스가 그 앞을 지나쳐가고 있었다. 아마도 상황이 급해서 큰 병원으로 데려가는 듯했다.

나는 운전을 못해서 남편 친구인 김주영 사장님에게 부탁해 의정부 성모병원으로 향했다. 병원에선 코로나 때문에 나만 혼자 남편을 면회할 수 있었다. 열이 40도까지 올라 잠시 의식을 잃었다는데 이때는 열이 37도로 내리고 묻는 말에 대답도 또박또박 잘했다. 하늘이 도와 남편을 살린 것이다.

간호사는 의사 선생님 지시에 따라 남편을 중환자실에 입원시켜야 한다고 했다. 열사병으로 간 수치가 높아져 이런저런 검사를 해야 한다는 설명이었다. 중환자실에 있는 6일 동안은 면회도 허락되지 않았다. 간호사가 매일 전화로 상태를 알려오는데 걱정이 돼서 도무지 일이 손에 잡히질 않았다. 천만다행으로 간 수치가 정상으로 돌아와 무사히 귀가할 수 있었지만 그때를 생각하면 지금도 가슴이 먹먹하다.

질병에서 해방된 사람들

생각하면 김주영 사장님을 몇 년 만에 다시 만난 게 우리에겐 행운이었다. 원래 우리는 같은 계원이었다. 계가 깨지면서 만남이 뜸하던 차에 우연히 이발소에 갔다가 다시 만난 것이었다. 그때가 2년 전이다.

파킨슨증후군 발병 초기만 해도 남편은 언어 문제를 제외하곤 별다른 이상이 없었다. '예' '아니요' 같은 단답형 대화는 소통이 되는데 길게 말해야 할 땐 마음이 급해서 그런지 '더더더더' 하면서 심하게 말을 더듬었다. 말로 의사를 전달하는 게 너무 힘들어 보여 내가 핸드폰 문자로 대화를 청할 정도였다.

서울대 병원 주치의는 퍼킨정 100mg을 처방해주었다. 그런데 약을 먹기 시작한 뒤부터 멀쩡하던 사람이 자꾸 넘어졌다. 주치의는 퍼킨정을 750mg으로 늘렸다. 이젠 괜찮아지겠지 했건만 증세가 점점 더 나빠지자 더럭 겁이 났다.

김 사장님이 안부를 묻길래 그동안 있었던 일들을 얘기했더니 신묘단을 한번 먹어보겠느냐고 물어왔다. 전부터 철원에선 이분이 개발한 신묘단이 널리 알려져 있었는데 우리와는 무관하게 여겼었다. 남편 친구분이 김 사장님 도움을 받도록 조언하기도 했다. 우린 그저 병원에서 고쳐줄 거라고만 믿었다. 그렇게 10년 넘게 매달려왔건만 약 부작용만 심해지고 나아질 기미가 보이질 않는 상태였기에 막막하던 차였다. 사실 이분이 의사도 아니고 의심이 갈 수도 있겠지만 그런 마음은 전혀 없었다.

김 사장님은 친구를 위해 비싼 신묘단을 무상으로 내주었는데 처음에 남편은 그다지 내켜하지 않았다. 자존심이 강한 성격이라 신세 지기 싫은 마음도 있었을 터였다. 그러다 상태가 좋아지는 걸 느낀 뒤로는 퍼킨정은 물론 그전에 먹던 고혈압 약도 끊고 신묘단만 복용했다. 1년 8개월이 지난 지금은 잘 넘어지지도 않고 언어장애가 많이 호전되었으며 고혈압도 정상으로 돌아왔다.

김 사장님은 정말이지 지극정성으로 남편을 보살폈다. 약이 아무리 좋아도 약만 먹고 병이 나을 순 없다며 거의 매일 집에 찾아와 땀을 뻘뻘 흘리면서 지압을 해주었다. 내게는 틈틈이 족욕을 시켜주도록 했다. 내 생각엔 남편이 넘어지지 않게 된 데에는 신묘단 효과도 있지만 지압과 족욕이 큰 몫을 하지 않았나 싶다.

고마운 걸로 치자면 신묘수 이야기도 빼놓을 수 없다. 남편은 이 용액을 눈에도 넣고 코에도 넣었다. 처음엔 눈에서 이물질이 많이 나왔다. 고름 같은 노란 이물질이 눈에 거미줄처럼 덮여 있어서 자꾸 눈을 비볐다. 그 이물질은 물처럼 뚝뚝 떨어지는

질병에서 해방된 사람들

게 아니라 눈에 연하게 붙어 있어서 내가 수건이나 휴지로 닦아 줘야 했다. 2년 가까이 그 상태가 지속되더니만 1년쯤 전부터 이물질이 거의 안 나와 눈을 잘 안 비빈다. 신기한 건 밤중에 자다가 소변이 마렵다고 두 번 정도 화장실에 가던 양반이 요즘은 한 번만 간다는 사실이다.

신묘수를 사용한 뒤에 나타난 또 다른 증세는 무진장 흘러나오는 콧물이었다. 전엔 그런 적이 없던 남편은 밥 먹을 때마다 코를 엄청 많이 풀었다. 간혹 지인들과 함께하는 식사 자리가 있으면 옆에서 보는 내가 창피할 정도로 테이블에 휴지가 수북이 쌓였다. 아마도 한 번 밥 먹을 때 열 번은 넘게 풀었던 것 같다. 재채기도 심하게 했다. 근래는 콧물이 잘 안 나와 휴지를 별로 안 쓴다. 밥 먹을 때 어쩌다 코를 풀기도 하지만 휴지를 한 장도 안 쓰고 넘어간 적도 있다.

몸에선 출처를 알 수 없는 냄새가 났다. 목욕할 때마다 비누칠을 두 번씩 해야 발이나 귀 뒤가 뽀득뽀득하지 한 번 닦아낸 것만으론 피부가 미끈거려 씻은 것 같지도 않았다. 김 사장님이 족욕을 권해서 하루 두 번씩 따뜻한 물에 발을 담가 족욕을 시켰다. 집에만 있지 말고 몸을 움직여야 한다고 해서 걷기 운동도 열심히 했다. 그러는 동안 냄새는 많이 없어졌다. 처음에 족욕을 할 땐 물이 뿌옇게 변할 정도로 각질이 엄청나게 나오더니 요즘은 각질이 거의 안 나오고 발바닥이 몰라보게 뽀얘졌다. 피부가 미끄덩거리는 것도 많이 사라졌다.

무엇보다 기쁜 건 남편이 이젠 넘어지지 않고 자유롭게 바깥 출입을 할 수 있게 된 점이다. 먹는 걸 좋아해서 많이 먹고 살도 많이 쪘는데 요즘은 운동해서 살을 7kg이나 뺐다. 남의 말을 잘 안 듣는 편인데 김 사장님이 족욕을 권하니까 하루에 두 번은 족욕을 한다. 본인 스스로 좋아지는 걸 느끼니까 믿음이 생긴 것이다.

운동은 오전에 한 번, 오후에 한 번 30~40분씩 한다. 그전에 같이 운동하러 가면 신발을 끌었는데 지금은 그런 모습을 볼 수 없다. 발걸음이 또박또박해져 뒤에서 보면 정상이다. 이웃들이 좋아졌다고 얘기하는 걸 들으면 공연히 내 마음이 뭉클해지곤 한다.

나 또한 신묘수 덕을 톡톡히 보고 있다. 나는 올해 3월 9일 밭에서 들깨를 털어 오다가 다리 밑으로 떨어져 머리를 다쳤다. 피가 나서 다행히 살았다. 병원에선 크게 이상은 없다고 하는데 머리를 누르면 지끈거리고 아팠다.

질병에서 해방된 사람들

그 와중에 이가 시큰거려 치과에 갔더니 크라운을 씌워 구멍 난 이를 때워야 한단다. 일이 바빠서 미루고 미루던 중 김 사장님이 어떤 용액을 치아에 뿌리는 걸 보게 되었다. 용액을 치아에도 뿌리고 입안에 머금고 오물오물하기도 했다. 내 얘기를 듣고 용액을 나눠주시길래 김 사장님을 따라 해봤더니 어릿하고 시큰대던 증세가 점차 완화되면서 간격이 뜸해졌다. 하루 넣으면 다음 날도 괜찮고 어느 땐 이틀도 괜찮았다. 알고 보니 그 용액이 바로 신묘수였다. 요즘은 치통을 거의 느끼지 않는 데다가 신기하게도 뇌진탕 후유증인 듯싶은 두통까지 사라졌다.

임플란트 시술을 준비 중인 남편에게도 매일 저녁 치아에 신묘수를 뿌려주었다. 이 아프다는 소릴 안 하는 걸 보니 역시 효과가 있는 듯하다.

신묘단 복용 후 증세로는 생전 안 아프던 가슴 가운데에 약간의 통증이 느껴졌다. 김 사장님은 신묘단을 먹으면 사람마다 차이가 있는데 그런 증세가 나타날 수 있다면서 차츰 사그라들 거라고 했다. 이틀쯤 후부턴 옆구리가 아프기 시작했다. 김 사장님 말을 믿고 일주일에서 열흘 정도 지나자 가슴 통증과 옆구리 통증은 느끼지 못할 정도가 되었다.

또 하나는 새벽에 입이 마르는 것이다. 당뇨가 있으면 입이 말라서 자꾸 물을 찾는다는데 나의 경우 당뇨도 없고 갈증도 심한 정도는 아니었다. 일을 많이 해서 몸이 피곤해 그런가 하고 미지근한 물을 조금 마시고 화장실에 다녀오면 좀 괜찮다가 자고 나면 다시 입이 마르곤 했다. 며칠이 지나자 그 입 마르는 증세가 가셨다. 소변도 처음엔 붉은색이 비치다 노란색으로 변하더니 점차 정상으로 돌아오는 중이다. 김 사장님은 이 모든 증상이 염증을 치료하는 과정이라고 설명했다.

오늘은 모처럼 남편과 오후 산책을 다녀왔다. 봄꽃이 만발한 산책로를 나란히 걸으면서 남편은 한 번도 넘어지지 않았다. 10년 넘게 느껴보지 못했던 봄날이다.

질병에서 해방된 사람들

파킨슨 환자의 희망

최경순, 66세, 서울 중곡동

파킨슨 진단을 받고 많이 힘들었다. 난치병, 파킨슨병이란 이름 자체만으로도 마음이 무거웠지만 이와 동시에 심한 잠꼬대, 턱 떨림, 오른팔에 힘없음, 변비가 생겨 육체적으로도 힘든 것이 사실이었다. 증상에 조금이라도 도움이 된다면 서슴지 않고 시작해본 것도 많았다. 앞으로 병이 어떻게 진행될지 알 수 없는 막연한 불안감이 엄습해올 무렵, 큰딸의 소개로 신묘단을 복용하기 시작했다.

지난 4개월간 하루 200환 정도를 먹은 것 같다. 그간 여러 가지 명현반응이 있었다.

명현반응
• 첫주에 몸에 오한을 느끼고, 감기를 앓음

- 아무 때나 흐르는 눈물
- 자궁 화끈거림
- 피부 발진
- 엄지발가락이 욱신거리는 통증
- 한 달 전 3일간 절박성 요실금 경험

개선된 증상

- 신경안정제 도움 없이 잠을 잠
- 30년 넘게 동상으로 두꺼웠던 발톱이 얇아짐
- 몸에 통증이 사라짐
- 피로감이 없어짐
- 치질 증상이 호전됨

남아 있는 증상

- 턱 떨림
- 오른팔에 힘 부족
- 얼굴과 목 부분에만 땀이 흐름
- 발음이 어눌함

현재 진행 중인 명현반응

- 얼굴과 몸의 부기

- 절박성 요실금 증상 재발

- 머리에 열감

- 머리카락 찐득거림

4개월을 복용하면서 의심도 많이 했지만, 딸과 상의하며 지속적으로 복용한 결과 몸이 많이 호전됐음을 느낀다. 앞으로도 꾸준히 복용하여 치료가 어렵다는 파킨슨병의 완치를 꿈꿔 본다. 열정을 가지고 환우들을 대해주시는 사장님께 감사한 마음을 전하며, 모두 건강하시길 소망한다.

숙면의 행복

그림자, 경기도 포천

나는 파킨슨 환자로 2013년 6월부터 2015년까지 신묘단을 복용한 후 몸이 부드러워져 일시적으로 복용을 중단하고 양약을 복용했다. 2017년부터 토하는 증세가 있어 신묘단을 다시 복용하기 시작했고 신묘단 골드와 병행했다. 골드를 4병 먹은 후에야 토하지 않았다. 그전에는 잠을 3~4시간 잤는데 지금은 한 번 소변을 보려 깨든지 아니면 깨지 않고 편히 잔다. 잠을 잘 자는 게 이렇게나 행복하고 중요한지 증세가 호전되기 전엔 알지 못했다. 신묘단 복용량을 정하지는 않고 그때그때 먹는다.

요즘은 상체에서 땀이 나기 시작해서 복부 위, 가슴 위, 목 위, 얼굴 위로 땀나는 부위가 점점 줄어든다. 양약의 약효는 시간이 늘어났다 줄어들었다 한다. 신묘단 15통, 골드 4통을 먹은 결과 현재는 파킨슨이 더 진행되지 않고 잠자는 시간이 길어졌다.

질병에서 해방된 사람들

복용 후 변화

- 얼굴 표정이 밝아졌다.

- 잠을 잘 잔다.

- 양약의 약효가 대체로 길어졌다.

- 자기 직전에 땀을 많이 흘린다(노폐물 제거).

- 먹고 싶은 게 많아지고 금세 허기진다.

- 방귀가 자주 나온다.

- 몸에서 이물질이 많이 나온다.

- 몸이 부드러워졌다.

- 눈이 맑아졌다.

- 병의 진행이 멈춘 듯 느껴진다.

- 몸이 여기저기 아프다가 사라진다.

- 머리가 심하게 아프다가 나아지기를 반복한다.

다음은 2017년 11월부터 2018년 1월까지 신묘단을 복용한 후 증상이다.

- 두 눈이 충혈되고 눈에서 이물질이 한 달가량 나오다가 눈이 맑아 지고 시력이 약간 좋아졌다.

- 머리와 목에서 잠자기 전이나 숙면 시 끈적끈적한 땀이 배출되었다.
- 허기가 지고 먹는 양이 많아졌다.
- 양약을 1회 덜 먹는 때가 가끔 있다.
- 증상이 심해지거나 약해지길 반복한다.
- 꿈을 안 꾸고 숙면을 취하는 기간이 늘어났다.
- 머리가 조금씩 맑아지는 느낌이다.
- 우울감이 사라지고 기분이 좋아진다.
- 신묘단 환을 조금씩 먹어도 효과가 유지된다.
- 후각과 청각이 좋아지고 기억력도 좋아졌다.

이상 가벼운 증상도 있지만 2005년 발병되어 2009년부터 약을 먹은 거에 비하면 신묘단이 증상개선에 일조한 것으로 생각한다. 내 증세가 좋아진 것을 보고 어머님(89세)께서도 뒤늦게 복용하기 시작하셨다.

하루 2회 아침과 저녁 식사 후 각각 30알씩 하루 60알 정도를 한 달가량 복용한 결과는 다음과 같다.

명현반응으로 보이는 현상
- 무릎 퇴행성관절염 증상이 간간이 심해짐

- 이명현상이 간간이 나타남

호전된 부분
- 배변이 원활치 못했던 부분이 많이 개선됨

어머님은 보통 3~4일 만에 1회 용변을 보시다 요즘은 거의 매일 화장실에 가신다. 어떤 때는 하루에 2회 가는 경우도 있다.

식사량이 조금 늘어남

어머님은 작년 3월에 낙상(대퇴부골절)하고 퇴원하신 이후로 식사량이 현저하게 줄어들었는데 신묘단 복용 이후 식사량이 조금 늘었다. 복용량을 점차 늘려 아침 식후, 저녁 식후 각각 40알을 복용하도록 한 결과, 식욕은 낙상사고를 당하기 전의 80% 수준이 되었고 배변 활동이 원활해진 듯하다(매일 아침 식후에 용변).

또한 아직 확정적이지 않지만, 단기 기억 능력이 미세하게나마 호전되고 사리 분별 능력이 조금은 향상된 듯하다(때때로 상태가 급격히 다운되는 경우도 있지만 호전되는 과정으로 이해하고 있다).

김주영 선생님은 체력 회복을 위해 가장 중요한 것이 식욕이라고 하셨다. 신묘단의 가장 긍정적인 효능이 식욕 변화를 불러오는 게 아닐까 한다. 또한 선생님은 제아무리 명약이라도 자체적으로 체력을 올려주는 약은 없다고 하셨다. 신묘단을 복용하면 체력이 좋아지는 것은 바로 이러한 효능 때문인 것 같다.

약으로부터 해방되었다

초인

파킨슨 진단을 받은 지 10여 년이란 세월이 흘렀다. 그동안 서울대학교병원 신경정신과 전문의 전범석 교수로부터 퍼킨정 750mg을 처방받아 복용하고 있었다. 처음에는 100mg으로 시작해서 2개월에 한 번씩 진료를 받았다. 이후 약의 양이 서서히 늘어나 요즘은 8개월에 한 번 가는데 약은 하루 750mg씩 먹었다. 그러던 중 우연히 친구를 만나 뜻밖의 이야기를 듣게 되었다.

요컨대 모든 질병은 뇌에서 시작된다. 인간은 코와 눈 그리고 입을 통해서 숨을 쉬는데 이곳이 막혀서 파킨슨병도 오는 것이라는 얘기였다. 결론은 눈과 코가 막힌 것을 뚫어주면 되는데 신묘단을 먹고 눈에 넣는 하얀 용액을 써서 고름을 빼내면 된단다. 처음엔 긴가민가했으나 설명을 듣고 보니 그럴듯했다. 친구를 믿고 한번 시작해보기로 하고 신묘단을 하루 2번 복용하면서 신묘수라는 용액을 눈에 넣었다. 친구 말대로 눈에서 노란 고름이 나왔다.

그 뒤 서울대에서 처방해준 퍼킨정을 260mg 줄였는데 별 이상이 없기에 20일 되는 날부터는 500mg을 줄였다. 40일 지나면서는 650mg을 줄였다. 그래도 괜찮은 것 같아 60일 지나면서부터는 750mg 전체 퍼킨정 복용을 중단했다. 신묘단을 복용하면서 달라진 몸의 증세는 다음과 같다.

처음엔 귀지가 없어지면서 귀 주변이 깨끗해지더니 얼굴 전체에 화색이 돌면서 눈동자가 또렷해지고 발도 깨끗해졌다. 또한 얼굴 근육이 편안해지고 변비가 없어졌으며 7~8년을 복용해오던 혈압약을 끊었는데도 혈압이 정상을 유지했다. 정말 놀라운 변화가 아닐 수 없었다.

4개월째 되는 지금은 퍼킨정을 전혀 먹지 않는다. 오로지 신묘단만 복용할 뿐이다. 퍼킨정을 먹을 때 언어장애가 왔는데 그것도 점진적으로 나아지고 있는 듯하다. 머지않아 언어장애도 호전될 날이 올 거라고 기대하며 열심히 복용하고 있다.

내가 이 글을 쓰는 이유는 신묘단을 광고하기 위해서가 아니다. 신묘단은 이제 돈을 받고 팔지 않는다니 광고도 필요 없다. 다만 내 경험이 힘든 자신과의 싸움을 하고 있는 파킨슨 환자분들에게 다소나마 위안이 되었으면 하는 마음뿐이다.

10여 년을 서울대학교병원을 다니면서 언젠가는 나아지겠지 하는 막연한 희망으로 처방해주는 약을 성실하게 꾸역꾸역 먹어왔으나 나아지기는커녕 퍼킨정을 늘려 복용해왔을 뿐이다. 신묘단을 먹은 후에는 어눌했던 발음도 많이 좋아졌고 변비약을 안 먹어도 된다. 손 떨림 때문에 작고 볼품없던 글씨체도 이젠 제법 모양을 갖춰가고 있다. 이 모든 변화는 오로지 신묘단 덕분이다.

류머티스관절염 때문에 먹었더니
온몸이 좋아졌다

이숙자

겨울에도 손빨래를 많이 해서 동상에 걸렸는데 몇 년 전부터 날씨가 추워지면 관절이나 손이 부어 손가락 마디마다 통증을 느껴 병원을 찾았다. 나는 걸어 다니는 종합병원이라 할 정도로 아픈 곳이 많았다. 그런 와중에도 병원 가면 이 검사 저 검사 다 하니 지쳐버리고 방사선도 건강에 좋지 않아서 웬만해선 병원 가는 것을 꺼렸다.

남편과 가구업을 하다 보니 어깨와 손목 통증은 직업병이 되었다. 어지럼증도 심해서 건강식품으로 알려진 신묘단을 먹게 되었다. 그 이후 이상 징후가 생겼는데, 1주일쯤 되니 냄새와 거품이 나는 녹색 소변을 자주 보게 되었고, 20일 후에는 대변도 자주 보게 되었다. 또 예전에 왼쪽 갈비뼈가 부러졌는데 그곳에 통증이 있었다.

그뿐이 아니다. 갈라져 각질이 생기고 거칠었던 발바닥이 매끈해지고 얼굴과 종아리 등 몸에 검버섯처럼 나타난 것들이 옅어지면서 점차 없어져버렸다. 전과 달리 손도 많이 예뻐진 걸 느낄 수 있었다.

가장 특이한 것은 머리카락이다. 전에는 머리털이 건조하고 얇아서 파마를 하면 머리가 푹 꺼져 드라이도 못 하고 돈만 아깝다고 생각했는데 미용실에 가서 세팅 파마를 했더니 파마가 잘 나왔다. 미용사가 머릿결이 굵어지고 탄력이 생겼다면서 머리 관리받았냐고 물었다.

류머티스로 인한 통증과 증상들은 서서히 없어지기 시작했다. 정수리 아픈 것, 목 뒤가 당기고 아픈 것, 어깨 통증 등이 줄어들자 기분도 상쾌하고 몸도 개운해졌다. 아직 어지럼증은 조금 있으나 많이 좋아졌다. 현재 6개월 정도 신묘단을 먹고 있는데 점차로 좋아질 거라 믿고 감사드린다.

신묘단은 약이 아니라 몸 건강을 지켜주는 도깨비 식품이다.

류머티스관절염이 호전되었다

전진숙, 48세

류머티스관절염으로 고생하는 여성이다. 강원도 철원이 친정이다. 부모님이 관절염으로 입원하셨다가 치료가 되지 않아 퇴원하셨다는 말을 듣고 병문안을 가게 되었는데 친정어머니가 많이 좋아지셨다. 이유를 물어보니 고려신묘단이라는 식품을 복용한 후 좋아지셨다 하여 나도 구입하였다.

현재 6개월째 복용 중이다. 전에는 병원 약을 아침, 저녁으로 먹었는데 지금은 5일에 한 번 정도 복용하면 될 정도로 호전되었다. 그리고 고려신묘단을 먹은 후부터는 이상할 정도로 충분한 잠을 자게 된다. 게다가 친정엄마는 안경을 쓰고 보던 성경책을 이제는 그냥 볼 정도로 눈이 많이 좋아지셨다. 또 M자로 빠지던 머리카락도 더는 빠지지 않고 오히려 머리카락이 나온다고 하신다. 고려신묘단, 정말 잘 선택한 것 같다.

질병에서 해방된 사람들

김주영은 귀인이다

김현, 65세, 강원도 철원

나는 33년 동안 발명에 종사했다. 발명과 특허로 기록원에 오른 것만 50여 차례 된다. 현재는 에너지를 연구하고 있다. 김주영 사장에게서 신묘단 이야기를 처음 접한 8년 전 문득 이런 생각을 했다. 건강에 좋은 식품이긴 한데 앞으로 투자를 많이 해야겠구나.

내가 관찰한 바로는 신묘단을 복용할 시 몇 가지 호전반응이 따른다. 호전반응이란 장기간에 걸쳐 나빠진 건강이 근본적으로 치유가 되면서 나타나는 일시적인 증상이다. 호전반응이 강할수록 회복이 빠르다. 만약 호전반응을 겪지 않으면 6개월에서 1년이 걸린다. 처음 먹는 사람이 10알 이상 복용하지 않으면 호전반응 없이 세포가 새로워진다.

내가 알기로 김주영 사장은 100억 원 정도를 이 사업에 쏟아부었다. 2022년 6월에 다시 만났을 땐 용액으로 만든 신묘수를 새로 개발한 뒤였다. 신묘단에 대한 김 사장의 열정과 투지를 익히 아는 터였기에 20명 가까운 지인에게 용액을 나눠주고 경과를 공유하기로 했다. 그 결과 제일 효과적인 게 코에 넣는 방법이란 걸 알 수 있었다.

신묘수를 눈에 넣으면 한동안 고름이 감당을 못할 정도로 많이 나온다. 그러므로 공무원이나 회사원 같은 직장인이 아침, 점심, 저녁으로 사용하면 일을 할 수 없다. 이런 부작용을 최소화하려면 자기 전 3방울을 안약처럼 넣으면 된다. 이 경우 아침에 노란 고름 같은 노폐물이 나온다. 고름을 제거하면 눈이 충혈되는데 아이클리어 점안액을 두 방울만 넣으면 7분 후에 충혈이 사라지고 흰자위가 하얘진다. 6~7개월 신묘수를 눈에 넣으면 시력이 현저하게 좋아지는 걸 알 수 있다.

나는 노안 때문에 돋보기 없이는 한 글자도 못 볼 정도였다. 신묘수를 눈에 넣은 지 보름 만에 분비물이 나오지 않았고 2개월가량 지나자 글씨가 눈에 들어오기 시작했다. 시력이 완전히 회복되었다고 보긴 어렵지만 용액이 특효를 발휘한 것만은 명확하다.

한때 나는 체중을 65kg으로 유지했으나 어느새 90kg까지 늘어났다. 몸이 둔해지고 코를 심하게 골기 시작했다. 수면무호흡증도 왔다. 침대에 머리를 젖힌 상태에서 용액을 콧구멍에 하루 반 통씩 넣었다. 그러자 뇌가 찢어지는 듯한 통증이 왔다. 너무 많은 양을 무리하게 넣은 탓이다. 이틀 동안 현기증에 시달리다 코골이는 바로 나았다.

신묘수를 처음 접한 분들에게는 나와 같은 방식을 권하지 않겠다. 용액을 많이 넣으면 효과가 빨라질 순 있어도 그러자면 두통을 감당할 수 있어야 한다. 내 생각엔 하루 1~2방울 세 번 정도 넣으면 족하다.

대부분 나이가 들면 한쪽 코가 막힌다. 조물주가 우리 체질을 그렇게 만들어놓았기 때문일 것이다. 생로병사는 자연의 이치인데 사람이 망가진 데가 없이 천년만년 살면 우주의 조화가 깨져버리니까 말이다.

작년에 양쪽 코를 다 뚫고 난 후 지금껏 막히는 증세가 전혀 없다. 일단 코를 열고 나면 효과가 오래 간다는 걸 알 수 있었다. 이비인후과에서 주는 약을 먹고 막힌 코를 뚫을 수도 있겠지만 일시적 효과뿐이었다. 하루나 이틀만 지나면 증세가 재발하기도 하고 약이 독해서 위를 버릴 수도 있다.

평소 내 지론은 아프지 않으면서 병이 나아야 한다는 것이다.

김주영 사장도 나와 같은 생각으로 신묘단을 만든 걸로 알고 있다. 인체에서 코는 생명과 직결되는 만큼 매우 중요한 역할을 한다. 코가 막혔다는 건 심장에 산소 공급이 원활하게 이뤄지지 않는다는 뜻이다. 따라서 몸도 약해진다. 신묘수를 눈이나 코에 넣으면 몸 안에 고여 있던 가래 덩어리가 나오면서 염증이 제거되는 효과를 발휘한다. 나는 이 용액을 코에 넣을 경우 앉은 채로 콧속에 발사하여 입으로 가래가 넘어오게 하는 방법을 권한다.

신묘수의 장점은 부작용이 거의 없다는 것이다. 눈과 코를 열어 심장과 폐 기능이 좋아지면서 뇌에 산소 공급이 원활해진 결과 혈액순환이 순조롭다. 그러니 당연히 건강해질 수밖에 없다. 서울의 모 한의원 원장은 내가 권한 신묘수를 직접 사용해본 결과 여러 질병에 효과가 있음을 확신했다고 전해왔다. 환자들에게 이 용액을 합법적으로 공급하고 싶다는 의향을 밝히기도 했다. 비용을 너무 과하게 책정하는 바람에 일이 성사되지는 않았다.

신기하고 묘한 효능을 발휘한다 해서 붙여진 이름 신묘단, 그리고 신묘단과 같은 효능을 발휘하는 신묘수. 나는 이것이 하늘이 내린 신비한 물질이라고 생각한다. 이를 개발한 김 사장 역시 귀인이다. 그 누구도 흉내 낼 수 없는 비법으로 널리 사람을 이롭게 하니 말이다. 물론 신묘단이나 용액으로 100% 병이 치유되는 건 아닐 것이다. 단 99%는 효과가 있다고 보면 된다. 나머지 1%는 신의 영역이다. 탐이 나서 김 사장에게 신묘수 만드는 비법을 알려달라고 했더니 "그건 안 되지" 하면서 웃는다. 그 대신 얼마가 됐든 원하는 만큼 내줄 수 있단다. 신묘수는 조만간 정식 의약품으로 출시될 예정이라 하니 기대가 크다.

나는 인류가 질병을 정복하는 데 그가 큰 공을 세울 것이라는 점을 믿어 의심치 않는다.

2장

병의 근원을 캐는 것이 치료의 시작

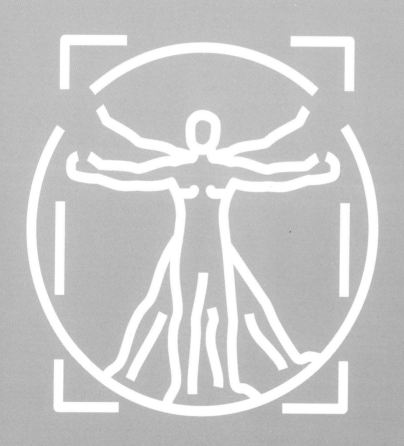

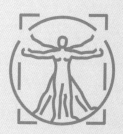

저는 3월 중순부터 신묘수를 3개월간 꾸준히 써왔는데 진짜 기적 같은 일이 일어났어요. 눈 흰자에 누런 것이 낀 지 20년이 좀 넘었어 요. 병원에도 몇 번 가서 검사받고 의사 선생님이 수술하라고 하는데 무서워서 안 했거든요. 수술하고도 또 생길 수 있다는 거예요. 그래 서 지금까지 수술을 안 하고 있었죠. 근년에는 안구건조증까지 심해 서 인공눈물을 계속 넣었어요. 그러다 우연히 만난 선생님이 눈에 넣 으라고 주신 용액을 안약처럼 사용했는데 생각지도 못한 일이 일어 났어요.

처음에는 아침에 일어나면 눈에서 눈곱이 얼마나 많이 나오는지 눈을 뜰 수 없을 정도였는데 어느 날인가 20년 동안 눈에 있던 것이 없어졌어요. 안구건조증도 없어지고 눈이 촉촉해서 너무 편하고 좋 아요. 선생님께 진심으로 감사드립니다 항상 건강하세요!

어느 여성분이 보내온 카톡이다. 이럴 때 나는 무엇과도 비교할 수 없는 보람을 느낀다. 누렇게 변했던 눈이 맑고 깨끗해졌다는 건 간 기능이 좋아졌다는 뜻이기도 하다. 이분은 눈만 좋아진 줄 알고 있겠지만 앞으로 전체적으로 신체 기능이 개선되어 더욱 건강한 생활을 이어갈 것이다. 눈이 열린 것을 계기로 몸 안에 있던 염증이 점차 빠져나올 것이기 때문이다.

얼마 전 서울에 있는 40대 중반의 지인이 죽고 싶다고 하소연을 해왔다.

"안과에 2년을 다녔는데 염증 얘기를 하면서 안약을 처방해주는 겁니다. 그런데 안약이 듣지를 않는 거예요. 수술도 안 된다는데 돌아버리겠어요."

하도 답답해하길래 도움이 될까 싶어 신묘수 몇 병을 건넸다. 그리고 20일쯤 지나 소고기 일곱 근이 택배로 왔다.

"용액을 한 병 조금 더 넣었는데 눈이 맑아졌어요. 지금 너무 편하고 좋은데 돈은 안 받으신다니 고맙고 감사한 마음을 어떻게 표현해야 될지 몰라서요."

전화 목소리에 힘이 넘치는 걸 보고 나 역시 기분이 좋았다. 아직 젊은 친구라 염증이 쉽게 잡힌 덕분일 터였다. 거듭 말하거니와 나는 몸속 염증을 제거하는 것만으로도 웬만한 질병은 극

질병에서 해방된 사람들

복할 것이라 확신한다.

가장 안타까운 건 나이 드신 분들이 고통을 호소할 때다. 경험해보니 나이가 80이 넘어가면 눈·코를 여는 게 쉽지 않다. 근처에 사는 83세 여성분은 1년 넘게 용액을 눈에 넣고 있지만 아직 염증을 완전히 없애지는 못했다. 대개 80대가 넘어가면 병을 고치기 어렵다. 신묘수를 눈에 넣으면 고름이 너무 오래 나오기 때문이다. 이 또한 치료과정이지만 사람들은 대부분 이해를 못 한다. 나이 먹어 눈물이 삐져나오는 건 눈물샘이 막혔다는 얘기다. 뚫는 데 시간이 너무 많이 걸린다. 눈코를 열고 1년이나 2년 지난 다음 명치에서 가래가 나오는 걸 느껴야지 심폐기능이 좋아졌다는 증거다.

어머니는 91세에 신묘수를 눈에 넣기 시작했다. 2년이 지나자 흐릿하던 눈망울이 소녀처럼 맑아진 것을 볼 수 있었으나 염증을 다 못 빼고 93세에 소천하셨다. 치료에는 때가 있는 것이다.

인간의 신체 기능은 필연적으로 노화한다. 기계도 오래 쓰면 녹이 슬고 망가지는 것처럼 나이가 들면 들수록 우리 몸의 기능도 떨어지기 마련이다. 가령 20대 아들과 60대 엄마가 같이 뛴다고 치자. 처음 얼마간은 둘이 나란히 뛰지만 한 100m쯤 가면 엄마는 점점 뒤로 처진다. 젊은 아들은 심장을 많이 안 써서

20m를 치고 나가도 거뜬하지만 60대 엄마는 더 뛰기가 힘에 부쳐 숨을 헉헉댄다. 당연한 현상이다. 40년의 격차만큼 심폐기능에도 차이가 있을 테니 말이다.

지인의 소개로 알게 된 충남 공주의 백제병원 신경정신과 전문의가 이런 말을 했다.

"파킨슨 환자는 후비루를 여는 게 제일 중요해요. 코로 숨 못 쉬면 죽는 거죠."

그전에 내가 만난 의사들은 대부분 후비루에 대해 알지도 못할뿐더러 알려고도 하지 않았다. 심지어 그런 건 꿈같은 얘기라고 냉소적인 반응을 보이기도 했다. 이야기를 듣는 동안 '이 양반이야말로 진짜 명의구나' 싶었다.

코와 코 주변을 둘러싼 부비동에서 생산된 농이 목으로 내려가는 증상을 후비루라 한다. 잦은 가래기침, 심한 구취, 혀의 백태, 틱 증상처럼 콩콩대기, 수면무호흡증 등이 지속될 경우 후비루를 의심해야 한다. 콧속에 점액질 형태로 쌓인 이물질, 즉 염증을 빼내는 게 후비루 치료의 핵심이다. 나는 이것을 '후비루를 연다'고 표현한다.

코는 인체의 산소통 역할을 한다. 막힌 코를 뚫지 못하면 밑

빠진 독에 물 붓기나 다름없다. 마라톤 경기를 예로 들어보자. 두 선수가 결승점을 향해 가는데 간발의 차이로 승패가 갈린다. 한 사람은 심폐기능이 좋은 거고 뒤처진 사람은 그렇지 못한 경우다. 후비루가 50% 막히면 심폐기능이 30%밖에 가동하지 못한다고 보면 된다.

신묘단을 복용한 이들은 열이면 열 증세와 무관하게 악취를 호소한다. 썩은 내가 난다는 사람, 비린내가 난다는 사람, 냄새의 종류도 다양하다. 대개는 본인만이 느끼는 증상일 뿐 다른 사람들은 냄새를 맡지 못한다. 또 그중 열에 한두 명은 하얀 속옷이 누래져 삶아야 없어질 정도로 분비물을 쏟아낸다. 오랫동안 몸에 쌓여 있던 독소와 노폐물이 빠져나온다는 증거다.

경남 마산에 유방암 수술을 한 수양딸이 살고 있다. 방사선 치료 후 한쪽 유두가 함몰된 상태로 신묘단을 복용했는데 피고름이 나오고 짜면 아프다고 했다. 피고름이 나온다는 건 염증이 치료된다는 신호였기에 좀 더 두고 보기로 했다. 얼마 후 피고름은 더 나오지 않는데 다른 증상이 나타났다고 연락이 왔다.

"손톱이 칼로 쨴 것처럼 부서져요. 무엇보다 발바닥이 아파서 못 살겠어요."

당혹스러워하는 그녀에게 딱 한마디 물었다.

"너 자궁에 물혹 있지?"

"어머! 어떻게 아셨어요?"

놀라서 하는 말인즉 오래전에 자궁 물혹 제거 수술을 했다는 것이다. 발바닥 통증이 자궁 물혹과 관련이 있다는 건 내가 알려고 해서 안 게 아니다. 다른 증세로 신묘단을 복용한 여성들에게 공통으로 나타나는 증상 중 하나가 발바닥이 아프다는 얘기라 원인을 따져보았더니 대개 자궁질환 전력이 있었던 것으로 밝혀졌다.

6개월쯤 지나자 다시 연락이 왔다. 자궁에서 땅콩알만 한 물혹이 떨어져나왔다는 것이다.

"정말 신기한 일이에요! 이런 게 나오고 나서 몸이 아주 가뿐해졌어요. 그런데 진짜 물혹인지 궁금해서 소주잔에 넣어 병원에 가져갔더니 의사가 보려고도 하지 않네요."

병원에서 치료한 게 아니니 안 받아주는 게 당연할 터였다. 물혹이 완전히 제거되면 발바닥 통증도 자연스럽게 사라진다. 본인도 모르게 갖고 있던 질병의 근본이 사라진 결과다.

눈코가 열리면 다른 병도 치료되는 사례는 수도 없이 보아왔다. 황반변성 진단을 받은 친구는 비염에 무좀이 아주 심했다. 신묘단을 1년 복용한 뒤 시력이 0.2/0.6에서 1.0/0.8로 좋아졌

질병에서 해방된 사람들

다. 황반변성은 물론이고 비염에 무좀까지 사라졌다고 좋아하는 친구 옆에서 의사가 내게 과학적 근거를 물었다.

"근거는 무슨 대단한 게 있겠소? 눈에서 이물질만 빼내면 되는 건데."

의사는 내 말에 뜨악한 표정을 지어 보였다.

"하나만 물어봅시다."

내친김에 한 발 더 나갔다.

"내 나이가 내일모레 70인데 후비루를 열어 염증을 일부만 제거했는데도 몸이 날아갈 듯 가볍고 손톱·발톱이 날이 갈수록 깨끗해집디다. 더군다나 이 나이에 자꾸 남자구실을 하려고 해서 짜증이 난다오. 여기엔 무슨 과학적 근거가 있겠소?"

의사 역시 이 질문에 뚜렷한 답을 내놓지 못했다. 피장파장. 모든 질병의 천적이 염증이란 사실을 인정하지 않는 한 그는 의사로서 언제까지나 제자리걸음을 면치 못할 것이라는 게 내 결론이었다.

신경외과에서도 정형외과에서도
못 잡은 통증

박은령, 64세, 경기도 광주시

20대 중반에 첫아이를 낳고부터 다리에 쥐 나는 증상이 생겼다. 통증이 와서 아기를 잘 보살필 수 없었다. 어르신들은 늘 하는 말이, 아이 하나를 더 낳고 몸조리하면 낫는다고 하셨다. 그래서 셋을 낳았는데도 좀처럼 낫지 않았다. 이후 직장 생활하면서 통증은 더 심해졌다. 밤에 잘 때면 다리에 쥐가 나고 통증이 왔다. 통증이 오면 발이 오그라들고 어떻게 할 수 없어 119에 실려 병원을 찾곤 했다. 어떤 때는 하룻밤에 4~5번 쥐가 나서 밤에는 잠을 자기가 두려울 정도였다. 쥐가 나면 발이 반으로 접히고 내가 내 발을 보기가 두려웠다. 다리를 잘라버리고 싶고 죽어버리고 싶었다.

내 나이 40대에 남편이 저세상으로 떠났다. 그 뒤 고인이 자꾸 꿈에 나타나 같이 가자고 하는 악몽을 꾸었다. 무슨 정신과적 질환이 있는 것도 아니었다. 악몽에 다리 저림, 밤마다 쥐가 나는 통에 사는 게 사는 것 같지 않았다. 그러다 지금의 남편을 만났다.

재혼을 결심한 건 누군가 의지할 사람이 필요했기 때문이다. 아이들을 다 출가시키고 나니 밤에 잠을 자기가 두려웠다. 갑자기 쥐가 나기라도 하면 각자 가정을 꾸리고 살아가는 아이들이 외부에서 119에 긴급구호 요청 전화를 해야만 했다. 악몽도 계속 꾸었다. 꿈속에서 자동차를 어디에 뒀는지 잊어버려 밤새 헤매고 다니곤 했다. 그런 꿈을 수도 없이 꿨다.

처음에는 신묘단이 어디에 좋은지도 몰랐다. 그냥 아는 분이 추천해서 세 통 정도 복용했다. 그런데 어느 날부턴가 통증이 줄어들었다. 사장님 연락처를 수소문해 강원도까지 찾아갔다. 회사를 폐업해서 줄 수 없다는 걸 사정사정해서 겨우 재고분 50병을 구했다.

신묘단을 3년 정도 복용했더니 신경외과나 정형외과에서도 못 고친 증세들이 점점 없어졌다. 그전에는 한 달에 보름 정도 편두통에 시달렸다. 신묘단 복용 후에는 1년에 1번 정도로 줄어들었다. 이제는 몸이 아주 좋아져서 누가 아프다고 하면 사장님을 소개해드리고 싶을 정도다. 사람들은 무슨 약인지 모르니 안 먹으려고 하지만, 나는 사장님이 나를 살리셨다고 생각한다.

변비도 많이 좋아졌다. 겨우 1주일에 한 번씩 대변을 봤는데 이제 해결이 됐다. 아직은 발이 차갑지만 삶의 질이 매우 좋아졌다. 다만 사장님이 신묘단을 잘 안 주셔서 아껴 먹었던 게 아쉽다.

물로 된 용액도 있었다. 사장님께 여쭤봤더니 눈에 넣는 용액이라고 하셨다. 이걸 눈에 넣으니 눈이 부옇게 되고 눈곱이 엄청나게 나왔다. 이것이 염증반응이란 걸 나중에 알았다. 고름은 한동안 계속 나오더니 어느 순간 괜찮아졌다. 안과에서 시력 검사를 했더니 좌우 1.0이 나왔다. 그전에는 안경을 썼다.

코에도 넣으라고 하셔서 넣었더니-꽃가루 알레르기가 있어 재채기를 많이 하는 체질-코에서도 이물질이 나오고 재채기가 계속 나왔다. 어느 정도 시간이 지나자 재채기가 멈추고 숨쉬기가 그렇게 편할 수 없었다. 이제는 코로나도 안 걸리고 건강해졌다. 남편은 코로나에 걸렸는데 나는 남편과 같이 생활했어도 코로나에 걸리지 않았다.

다리 저린 느낌도 거의 없고 다 나아서 삶의 질이 좋아졌다. 족부 냉증만 고치면 좋겠다. 그 전에 운전을 30분만 해도 다리에 통증이 와서 어쩔 줄 몰랐는데 지금은 2~3시간 해도 끄떡없

질병에서 해방된 사람들

다. 고지혈증도 많이 좋아졌고 배에 지방이 많이 빠졌다. 몸이 좋아지면서 걱정근심이 사라진 덕일까? 악몽을 꾸지 않고 잠도 잘 잔다. 지금은 직장에 다니면서 틈틈이 산에 오른다. 죽고 싶을 만큼 온갖 통증에 시달리던 내가 정상적인 일상생활을 할 수 있게 된 것이다.

우리 집은 의료기 상점처럼 이런저런 의료기구가 많았다. 그러나 신묘단을 접한 뒤로는 그런 기구들이 필요가 없어졌다. 지금은 하나씩 중고시장에 팔고 있다.

병원에 많은 돈을 갖다주고도 못 고치는 사람이 많다. 나는 그동안 병원을 많이 다녀서 실비보험료가 19만 원이나 된다. 병원에 안 가고도 나을 수 있다는 걸 진작 알았다면 무리해서 보험을 들지도 않았을 것이다.

신묘단이 다시 출시되어 나처럼 아픈 사람에게 도움을 주었으면 좋겠다. 만약 그렇게 되면 내 돈 주고서라도 구해줄 테니 먹어보라고 하고 싶다. 내가 형편이 좋지는 않아도 아픈 사람은 아파 본 사람만 이해할 수 있기 때문이다.

평생 앓아온 고질병에서
벗어난 행복

이양희, 56세, 충북 음성

어릴 때 오줌소태로 요강을 달고 살았는데 나이 들어서도 스트레스가 심하면 요실금 증세가 재발하곤 했다. 인삼밭에서 넘어져 다친 무릎 때문에도 고생을 많이 했다. 그밖에도 여기저기 아픈 데가 많았다. 갑상선, 혈압, 코골이, 수면무호흡증, 방광염, 안면마비 증세 등 없는 병이 없다고 해도 될 정도였다.

3년 전쯤 진도로 여행 갔을 때 아는 언니를 통해 김주영 사장님을 만나게 되었다. 나는 초등학교 때 눈에 혹이 생겨 수술한 적이 있었다. 등산 갔다가 무리해서 왼쪽 다리에 물집이 생겼는데 그게 두고두고 말썽을 부렸다. 오토바이를 타다가 허리를 다친 후에는 다리 통증이 훨씬 더 심해졌다. 사장님께 그 이야기를 했더니 신묘단을 나눠주셨다.

김 사장님은 어려운 사람들을 위해 봉사도 많이 하는 훌륭한 분이다. 신묘단을 알게 된 후 나에게는 너무나 신기한 일이 많이 생겼다. 우선 소변의 양이 많아지고 거품이 나왔다. 시간이 지나자 요의를 빈번하게 느끼던 증상이 점차 사라졌다. 눈에서는 고름이 엄청나게 나왔다. 수십 년 전 수술하면서 다 빼내지 않은 염증이 고름으로 빠져나오는 것이었다. 사실 그때까지 워낙 성한 데가 없어 눈이 침침한 것쯤은 신경도 안 썼다. 신묘단을 복용하고 상태가 호전된 뒤에야 내가 그동안 눈 때문에 많이 불편했다는 걸 느낄 수 있었다.

어느 날은 목 양쪽에 있던 사마귀가 감쪽같이 사라졌다. 딱히 아프거나 하진 않았지만 미관상 보기 좋지 않아 신경이 많이 쓰였었다. 그런데 신묘단을 복용했더니 알갱이가 싹 없어지고 껍질만 남은 것이었다. 생각할수록 신기한 일이 아닐 수 없다.

병원에서는 왼쪽 다리의 물집에서 물을 빼내야 한다고 했다. 하지만 왠지 겁이 나고 내키질 않아 대책 없이 시간을 보냈다. 신묘단에 기대를 걸고 열심히 복용한 결과 물집이 감쪽같이 말라버렸다. 다리 저림과 통증이 호전된 것만으로도 살 것 같았다.

가장 문제가 되는 증상은 코골이와 수면무호흡증이었다. 특히 코골이는 여간 고역스러운 게 아니었다. 간혹 아는 사람 집에서 잘 때면 코골이로 민폐를 많이 끼쳤다. 신묘수를 코에 넣었더니 한동안 코에서 청국장 냄새가 났다. 게다가 코에 넣을 때 너무 아파서 포기하고 싶을 정도였다. 그러나 의지를 가지고 계속 시도했다. 지금은 많이 좋아졌다. 코골이 때문에 한약을 몇 재씩 먹고 대침을 맞아도 효과가 없었는데 놀라웠다.

그전에 코골이와 수면무호흡증 때문에 고통을 받아 '유니스트'라는 건강식품을 370만 원어치 구입하기도 했다. 이런 건강식품으로도 고치지 못했는데 신묘단은 놀라운 효과를 발휘했다. 현재 코골이는 80% 정도 치료됐고 가래도 없어졌다. 갑상선은 병원에서 약을 먹으라고 했지만 신묘단 복용 후 증세가 나아져 먹지 않는다.

이 밖에도 신기한 일이 한두 가지가 아니었다. 10년 전 자궁 물혹 제거 수술을 한 이후 자궁에 염증이 생겨 고생을 많이 했는데 김 사장님이 개발한 신묘수라는 용액을 써서 믿기 어려운 효과를 보았다. 염증이 사라진 것은 물론 나도 모르던 작은 물혹들이 빠져나와 자연 치유가 된 것이다. 병원에서 자궁암 검사를 했더니 아무 이상이 없다는 결과가 나왔다.

신묘단을 복용하면 과거에 아팠던 게 하나하나 나타나면서 차츰 치유되는 걸 알 수 있다. 나는 따뜻한 것을 먹으면 토했고 입덧도 극심했다. 이런 증상들이 신묘단을 복용하면서 다시 호전반응으로 나타났다. 관절이 아픈 데에도 효과가 있다. 한때 손을 많이 써서 관절이 매우 커졌는데 지금은 많이 줄어들었다. 엄지손가락에 종종 마비증세가 나타나곤 해서 병원에 다녀도 별 효과를 보지 못했는데 신묘단 복용 후 증세가 사라졌다.

4, 5년 전 땅 문제로 다툼이 있었다. 그때 너무 신경을 쓴 나머지 혈압이 안 좋아졌는데 지금은 정상 혈압을 유지하고 있다. 신묘단을 끊으라는 사람들도 있지만 계속 복용하고 있다. 내 몸으로 겪어서 나는 믿는다.

일하다가 손을 베어 생긴 상처도 신묘단을 먹으면 금방 낫는다. 미용에도 효과가 있는 것 같다. 혈색이 좋아지고 살이 빠지니 아침 기상 시나 등산 갈 때 날아갈 것 같다.

너무나 다행인 것은 36세 된 딸의 생리통이 많이 완화되었다는 점이다. 딸은 신묘단을 복용해도 명현반응이 거의 없었다. 젊고 건강하면 모르고 지나갈 수도 있는 모양이다. 나는 몸이 아파서 한 번은 신묘단 복용을 중단해보았다. 그러자 아프지 않은 상태가 됐다. 그 후로는 양을 조절하며 복용하고 있다.

요즘은 신묘수를 휴대하고 다니면서 안약 삼아 눈에 넣고 있다. 주위 사람들에게도 소개하고 싶다. 이 책이 전 세계로 보급되면 좋겠다.

눈코가 열리자
삶의 질이 달라졌다

박양식, 60세, 경기도 성남

김주영 선생을 알게 된 것은 4~5년 전이다. 원래는 선생의 모친과 인연이 있었다. 내게는 스승과도 같은 분이다. 생전에 공덕을 많이 쌓았던 모친을 본받아 아드님도 좋은 일을 많이 하신 걸로 알고 있다.

나는 젊었을 때 시력이 그다지 나쁜 편은 아니었는데 어느 날부턴가 눈이 침침하기 시작했다. 조금만 무리를 해도 피로를 심하게 느꼈다. 나이 들면 다 그러려니 하고 지나치기에는 불편한 게 너무 많았다.

김주영 선생과는 몇 번 만나면서 형님·동생 하는 사이로 발전했다. 한번은 이런저런 대화를 나누던 중 몸 상태 이야기가 나왔다.

"눈하고 코만 건강하면 다른 병은 다 없어진다."

형님이 내게 이런 말을 하면서 신묘단 두 병을 건네주었다. 그것이 꽤 큰 값을 치러야 살 수 있는 건강식품이란 걸 나중에야 알았다. 형님은 그 귀한 걸 돈 한 푼 안 받고 공짜로 주셨다. 나 말고도 여러 사람이 수혜를 입었다는 사실도 나중에 알게 되었다.

솔직히 처음부터 큰 기대를 걸었던 건 아니다. 그저 믿을 만한 분이 주시니 고맙게 생각하고 먹었다. 그런데 생각지도 않은 일들이 일어나기 시작했다. 우선 눈이 맑아졌다. 처음 한동안은 자고 나면 눈곱이 많이 끼었는데 이제 그런 현상도 없어졌다. 평소엔 너무 피곤해서 잠을 잘 이루지 못했는데 지금은 편안하게 잘 잔다.

나는 청소용역업체에서 일한다. 육체노동을 업으로 삼고 사는 셈이다. 눈이 침침해서 앞이 잘 안 보이니 일할 때 남보다 피로를 빨리 느끼곤 했다. 그러나 신묘단을 복용한 뒤로는 한참 나이 어린 후배들이 '일이 빡시다'고 투덜댈 만큼 몸이 가벼워졌다. 신묘단이 혈액순환을 잘되게 한 덕분이 아닐까 싶다. 왜냐하면 이때까지 다른 약을 먹은 적이 없는데 날아갈 듯 몸이 가벼워졌기 때문이다. 신묘단을 복용하여 눈과 코가 뚫리면서 뇌에 산소 공급이 원활해진 결과 막혔던 혈관 길이 열린 덕분 아닐까?

본래 나는 몸집이 좀 있는 편이었는데 언제부턴가 체중이 줄어들기 시작했다. 다른 사람들이 보면 왜 이렇게 말랐냐고 걱정할 정도였다. 병원에 가서 진찰해보았으나 아무 이상이 없다고 했다. 일단 죽을병은 아닌가 보다 싶었지만 아무래도 신경이 쓰일 수밖에 없었는데 신묘단을 먹고 몸이 좋아진 후로는 별걱정이 없어졌다.

이제 신묘단은 더 복용하지 않는 대신 용액을 코에 넣곤 한다. 긴가민가하고 실험 삼아 먹어보았던 신묘단에 100% 신뢰가 생기면서 조금이라도 몸에 이상이 있으면 우선 찾게 되는 게 용액으로 된 신묘수였다. 가령 살짝이라도 몸살 기운이 있다 싶으면 용액을 코에 분사하는 식이다. 그러면 코가 펑 뚫리면서 시원한 느낌이 들고 한결 몸이 가벼워진다.

아파 본 사람이 아픈 사람 사정을 아는 법이다. 나는 사람들이 신묘단으로 질병의 고통에서 헤어나기를 바란다. 그러자면 많은 환자에게 골고루 혜택이 돌아갈 수 있도록 하는 게 중요하다고 생각한다. 김주영 사장님도 이런 말을 한 적이 있다. 본인은 의사가 아니지만 아픈 사람들이 이걸 먹고 증상이 나아지기만 한다면 더 바랄 게 없다고.

제약회사 여러 곳에서 신묘단을 상품화하기 위해 선생과 접촉

하고 있는 것으로 알고 있다. 이것을 신약으로 출시할 경우 약 값이 얼마가 될지 알 수 없다. 온갖 값비싼 약재란 약재는 다 들어갔으니 말이다. 신약 개발 과정에서도 돈이 들어갈 것이다. 게다가 수익 창출에 제일 큰 목적을 두는 기업체로선 최대한 많은 이윤을 남기려고 할 게 불을 보듯 뻔하다. 결국 돈 없는 사람들은 신묘단의 혜택을 볼 수 없다는 얘기다.

나는 대형 병원이라든가 전문 의약업체의 이름을 달고 신묘단이 세상에 알려지는 것도 중요하지만 더 많은 이에게 도움을 주기 위해선 가격이 부담스럽지 않아야 한다고 생각한다. 경제적으로 여유 있는 사람들에겐 가격이 문제가 안 되겠지만 형편이 어려운 사람들은 방법을 알아도 돈이 없으니 천하의 명약도 그림의 떡에 불과할 뿐이다.

사실 선생의 모친께서 신묘수의 존재를 예언하시는 그 자리에 나도 함께 있었다. 나보다 먼저 선생의 모친을 알았던 이들에게서 죽어가는 사람도 살려냈다는 이야기를 듣고 난 후였다. 함께 기도하러 간 강원도 모처에서 선생의 모친이 당부하는 말을 들었다.

"아범이 세상에 없는 그 약을 찾거든 지구상의 모든 아픈 사람한테 좋은 일을 해야 한다."

내가 아는 김주영 선생은 결코 모친의 당부를 저버릴 분이 아니다. 혼자만 잘 먹고 잘 살겠다는 개인적 욕심으로 신묘단을 개발한 게 아니라는 것도 안다. 일종의 사명감이랄까, 김주영 선생에겐 그런 남다른 의식이 있어 보였다.

그동안 알게 모르게 선생의 도움을 받은 분들이 많은 것으로 안다. 신묘단에 투자한 금액도 상당하다고 들었다. 아무리 의도가 좋아도 자기 돈 써가며 자선사업을 할 순 없으니 신묘단을 다시 적당한 가격에 출시하여 많은 사람이 혜택을 입었으면 좋겠다.

질병에서 해방된 사람들

안 보이던 사물이
보이기 시작했다

이기연, 65세, 강원도 철원

나는 거의 20년째 당뇨를 앓고 있다. 본디 당뇨는 친구처럼 데리고 산다는 말이 있듯이 관리만 잘하면 일상생활에 큰 불편은 없다. 나도 그랬다. 별다른 이상을 못 느낀 채 살아오던 중 재작년부터 눈이 침침하고 시야가 흐릿해지기 시작했다.

약국에서 준 안약은 전혀 도움이 안 됐다. 나이 들어 시력이 나빠졌으려니 했으나 앞이 잘 안 보이니 여간 불편한 게 아니었다. 병원에선 백내장이 약간 왔다고 했다. 당장 수술할 정도는 아니라기에 차일피일 결정을 미루던 와중에 지인에게서 뜻밖의 이야기를 들었다. 신묘수라는 걸 눈에 넣어 효과를 본 사람이 있다는 것이다.

그 지인의 소개로 김주영 사장님에게서 신묘수라는 이름의 용액을 구할 수 있었다. 첫날은 저녁에 두 번 넣었다. 그리고 다음 날 아침에 일어났는데 눈곱이 잔뜩 끼어 있었다. 세안으로도 잘 떨어지지 않는 걸 손으로 떼어냈다. 그날은 낮에 용액을 네 번 넣었는데 저녁이 되자 눈에서 알 수 없는 이물질이 나왔다. 노랗고 까만 것들이 섞여 나오기에 눈에 뭐가 들어갔나 싶었다.

다음은 당시 내가 적은 메모 글이다.

- 2021년 5월 6일: 신묘수 사용 시작. 저녁에 2번 사용
- 5월 7일: 아침에 눈곱이 많이 껴서 눈이 잘 떠지질 않아 티슈로 세 차례 닦아냄. 티슈에 이물질이 많이 묻었음. 사진 촬영 후 신묘수 4차례 넣음. 자기 전 이물질 나옴
- 5월 9일: 저녁 잠자기 전 용액 2회 사용
- 5월 10일: 아침 기상 시 이물질 다량 나옴. 용액 3회 투여
- 5월 11일: 아침 이물질 나옴. 용액 3회 넣은 이후도 이물질 나옴. 오후에 처남 식구들 놀러옴. 내 말 듣고 처남댁도 신묘수를 눈에 넣음
- 5월 12일: 기상 시 눈곱 때문에 눈이 잘 안 떠짐. 처남댁도 아침에 일어나 눈이 안 떠진다고 함. 휴지로 눈을 문지르니 누런 눈곱이 나옴. 희한하다며 용액을 계속 넣음
- 5월 13일: 연노란색 눈곱 나옴. 용액 4회 투여

질병에서 해방된 사람들

- 5월 14일: 전날과 동일
- 5월 15일: 색깔은 많이 옅어졌으나 눈곱이 계속 나옴. 처남댁이 집
  에 가면서 용액을 좀 달라고 해서 나눠줌
- 5월 21일: 이물질이 거의 안 나옴
- 6월 3일: 처남댁이 눈에서 이물질이 안 나온다고 함
- 6월 4일: 이물질이 더 안 나와 용액을 넣지 않음
- 8월 13일: 눈이 약간 뻑뻑해 다시 용액을 사용함. 이물질 나옴. 14
  일 이후로 하루에 1번 이상 넣음

눈곱의 양이 상당히 많았다. 너무 신기해서 그때 사진을 찍어
놓았다. 자고 나면 눈곱이 눈에 달라붙어 티슈로 몇 번을 닦아
내야 했는데 이상하게 그러고 나면 동공이 깨끗해진 느낌이 들
었다.

그렇게 일주일이 지난 후 처남 식구들이 집에 놀러 왔다. 눈이
안 좋은 처남댁이 내가 용액을 눈에 넣는 걸 보곤 그게 뭐냐고
물었다. 눈이 침침해서 이걸 넣었더니 눈이 맑아진 것 같다고 했
더니 처남이 코웃음을 쳤다. 세상에 그런 약이 어디 있냐는 것이
었다. 처남댁은 처남의 만류에도 자기도 한 번 넣어보기를 원했
다. 나는 동병상련의 심정으로 신묘수를 처남댁에게 나눠주었다.

다음 날, 처남댁에게도 나와 똑같은 증상이 나타났다. 아침에 일어나 실제로 눈에서 노란 이물질이 조금씩 나오는 걸 보곤 무척 신기해했다. 그다음 날은 더 많은 양이 나왔다. 처남댁은 집에 돌아가는 날까지 계속 용액을 눈에 넣었다. 그러고는 어쩐지 눈이 좋아지는 것 같다며 자기한테도 조금 나눠달라고 청하기에 내가 가진 용액을 덜어주었다.

한 열흘에서 보름 정도 지나자 고름처럼 나오던 이물질은 더 나오지 않았다. 하지만 눈에 뭔가가 있는 것 같은 느낌은 여전했다. 하루에 몇 번씩 티슈로 닦아내고 한 달 정도 되니까 작년부터 흐리게 보였던 사물이 조금씩 보이면서 글씨도 읽을 수 있게 되었다. 좌우 0.1에 그쳤던 시력은 0.8/1.0으로 좋아졌다. 아직 잔글씨까지 볼 수 있을 만큼은 아니라도 시야가 흐린 증상이 많이 없어진 것만은 확실하다.

그전에 백내장 수술을 하고 병원에서 처방받은 약이 있는데 그 약보다 용액을 눈에 넣으면 눈이 더 선명하고 편해지는 느낌이 들었다. 처남댁에게 물어봤더니 눈이 이제 괜찮다는 대답이 돌아왔다. 이물질도 더는 나오지 않는다는 말을 듣고 마음을 놓았다.

가끔 콧물이 많이 나온다고 김 사장에게 얘기했더니 코에도

질병에서 해방된 사람들

넣어보라고 했다. 한 번 넣었다가 너무 아파서 그만두었다. 방법이 잘못됐거나 참을성이 부족한 탓인지도 모른다. 나는 콧물이 자주 나오는 게 아니라서 사용을 중지했지만 눈에 효과가 있는 것만은 확실하다. 주변에서 눈이 불편하단 얘길 들으면 신묘수를 권하고 싶다.

실명 위기에서 찾은 희망

임홍순, 67세, 강원도 철원

말 그대로 하루아침의 일이었다. 별안간 앞이 안 보이기 시작한 것이다. 서른 살 초반에 눈 수술을 하고 줄곧 괜찮았는데 무슨 일일까? 동네 안과에 갔더니 소견서를 써주면서 서울 큰 병원에 가보란다. 겁이 더럭 났다.

서울에는 연고가 없어 언니네가 있는 수원 아주대학교 병원 응급실로 갔다. 그리고 이곳에서 충격적인 이야기를 들었다. 각막과 공막이 손상되어 자칫하면 실명할 수도 있다는 것이었다. 7~8시간에 걸친 대수술을 받고 퇴원한 게 10년 전의 일이다.

이후로는 햇빛 아래 설 수 없는 상태로 몇 년을 살았다. 병원에서 맞춘 렌즈를 쓰고 나가도 햇빛이 반사되는 느낌이 싫어서 응달만 찾아다녔다.

"뭐 안 좋은 일 있으세요? 아니면 어디 아프세요?"

질벽에서 헤빙튄 사람들

밖에 나가면 사람들이 나를 의아하게 쳐다보곤 했다. 눈이 시려 그런 줄을 모르고 다른 일로 인상을 찡그리는 걸로 알았던 것이다. 안경을 따로 맞춰 렌즈 위에 덧쓰고 나가서야 그럭저럭 햇빛 아래 설 수 있었지만 웬만하면 외출을 꺼리게 되었다.

일상생활도 엉망이었다. 안경을 써도 벽에 걸린 대형 달력의 큼지막한 글씨가 안 보일 만큼 시력이 나빠졌다. 핸드폰 글자는 아예 보이질 않아 그 흔한 문자나 카톡도 안 했다. 눈에 안개가 잔뜩 낀 것처럼 뿌옇고 침침해서 거의 시각장애인과 마찬가지로 지내던 중 김주영 사장님을 만나 신묘수라는 걸 알게 되었다.

사실 그전에도 알레르기 때문에 고생할 때 사장님 도움을 받았다. 갑자기 몸에 땀띠 같은 게 여기저기 생겼다. 그 무렵 임플란트 시술을 했는데 그 후유증인 듯했다. 얼굴과 몸이 심하게 붓더니 온몸에 뾰루지처럼 붉은 반점이 돋아났다.

무엇보다 가려워서 견딜 수 없었다. 특히 아랫배가 너무 간지러웠다. 하도 고통스러워 부끄러움을 무릅쓰고 사장님께 이야기했더니 신묘단을 갖다주셨다. 원래 남 아픈 걸 그냥 못 지나치는 분이다. 내 형편이 좋지 않은 걸 알고 대가를 요구하지도 않으셨다. 먹어보고 효과가 있으면 구체적으로 알려달라는 게 전부였다. 보름 정도 지나자 신기하게도 가려움증이 말끔히 가셨다. 이때부터 신묘단에 대한 믿음이 생겼다.

용액을 처음 눈에 넣었을 때 눈곱이 엄청 많이 끼었다. 허연 모래알 같은 게 눈에서 빠져나오면서 어석어석한 느낌이 들기도 했다. 그래도 꾸준히 넣었더니 달력의 글씨가 밝게 보이기 시작했다.

며칠 전에는 아들과 함께 산정호수에 다녀왔다. 그날은 아주 잠깐이지만 안경을 쓰지 않고 햇빛 아래 서 있어도 큰 불편을 느끼지 않았다. 눈 수술하고 10년이 지나도록 느껴보지 못한 현상이었다.

나한테도 이런 날이 있구나!

기분이 묘했다. 앞으로 이런 시간이 점점 길어질 거라는 희망이 생겼다고나 할까? 늘 그래왔지만 새삼 김주영 사장님이 고맙게 느껴진다.

질병에서 해방된 사람들

40년을 시달린
편두통에서 해방되었다

황연자, 72세, 전남 진도

쌍둥이를 낳고 꼬박 한 달 동안 하혈이 멈추질 않았다. 병원에선 자궁문이 닫히질 않아서 그렇다고 했다. 치료 후 하혈은 멈췄지만 그 대신 한쪽 머리가 쪼개질 듯 아팠다. 편두통이었다. 그때부터 40년을 펜잘에 의지해서 살았다. 하루에 한 알, 두 알 먹기 시작했던 게 여덟 알까지 늘어났다.

특히 여름이면 증세가 더욱 심했다. 머리가 아프고 다리에 힘이 없고 기운이 떨어질 대로 떨어졌다. 이러다 죽겠다 싶을 때 김주영 사장님을 만났다. 그전에 주변에서 신묘단을 먹고 이런저런 증세가 나았다는 이야기를 들었던 터라 나도 좀 달라고 부탁했다.

신묘단을 복용하고부터 편두통이 호전되는 걸 알 수 있었다. 하루 여덟 알 먹던 펜잘을 서너 알로 줄이다 나중엔 아침에 한 알만 먹어도 괜찮을 정도가 되었다. 펜잘을 계속 그렇게 많이 먹었다면 위장이 남아나질 않았을 것이다.

다리 통증이 생긴 건 자궁경부암 수술 이후부터였다. 오래 서 있거나 걷지를 못했는데 신묘단 복용 후 많이 좋아졌다. 이상하게 나에게는 몸에서 때가 나온다거나 각질이 생긴다거나 하는 명현반응이란 게 없는 대신 발바닥에 땀이 많이 났다. 그전에는 발에 땀이 나는 걸 전혀 못 느꼈는데 이게 뭔 일인가 싶었다.

"발바닥에 땀이 많이 나서 걸어 다니는 자리마다 진득진득하네요."

김 사장님에게 얘기했더니 몸에서 나쁜 게 빠지면서 땀으로 배출되는 것이니 이제 곧 좋아질 거라고 하셨다. 사장님 말을 믿고 계속 복용했더니 언제부턴가 다리에 힘이 생겼다.

사장님은 내가 눈이 안 좋은 걸 알고 신묘수라는 용액도 갖다주셨다. 눈이나 코에 넣는 거라고 해서 코에다 넣었는데 송장 썩는 냄새 같은 게 났다. 저녁에 넣고 아침에 일어나자마자 콧물이 쏟아졌다. 냄새가 너무 지독해서 색깔은 보지도 않고 확 뱉어냈다.

김 사장님 얘기로는 코가 뚫렸다고 했다. 불순물이 나와 고약한 냄새가 나는 것이라는데 딱 한 번 넣고 그다음엔 못 넣었다.

용액은 겁나서 못 넣겠으니 신묘단을 좀 더 달라고 부탁해서 1년 넘게 먹었다.

이후로는 머리 아픈 게 덜해지고 다리도 많이 편해졌다. 40년을 속썩이던 편두통이 완화된 것만으로도 살 것 같다. 용액은 내가 사용하지 않지만 김 사장님을 믿는다. 주변에 누구 아픈 사람이 있으면 신묘수를 권해주고 싶다.

세상에 이런 식품이 있을까

조수자, 서울 창신동

나에게 제2의 새로운 삶을 주시고 건강을 되찾게 해주신 김주영 사장님에게 정말 감사드린다. 내가 신묘단을 직접 경험하고 느낀 점을 몇 자 적으려 한다. 또한 몸속의 신경계를 통해 구석구석 나쁜 균들을 다 찾아주는 좋은 식품이기에 공유한다. 나는 20대부터 비염도 많이 앓고 몸이 안 좋았다. 병원에 다녀도 잘 안 나았고 비염 외에는 병명이 나오지도 않으면서 몸이 안 좋았다.

그래서 침을 맞으러 다니던 중 작년 10월에 신묘단을 처음 복용하기 시작했다. 복용 3~4일 후 발등에 하얀 각질이 생겨나고 눈에서 돌이 조금씩 나오면서 몸도 추웠다 더웠다 했다. 또 머리부터 온몸에서 때가 많이 나왔다. 식품이 신경계를 통해 구석구석을 돌아다니며 체질을 개선하면서 치료를 시작하는 거라

질병에서 해방된 사람들

고 했다.

설날에는 보름간 몸살을 앓았다. 손끝이 콕콕 쑤시고 열이 오르락내리락하면서 입맛도 없고 입안이 쓰기까지 할 정도로 심하게 앓았다. 자궁에 오백 원짜리 동전 크기의 몽우리가 생겨나더니 고름이 조금씩 한 달 동안 나왔다.

4월에는 밤에 새벽 1시경부터 4시까지 기침을 많이 했다. 기침할 때마다 생리대를 착용해도 다 젖을 정도로 요실금처럼 소변이 많이 나왔고 숙변도 쏟았다. 20일 정도 이 증상이 지속되었고 가래도 많이 나왔다. 그러곤 입맛에 변화가 나타났다. 밀가루 음식을 많이 먹게 되고 고기도 자주 먹게 되면서 체중이 늘었다.

5월과 6월에는 왼쪽 사타구니에도 몽우리가 생겨 고름이 약한 달간 나왔다. 또 약 석 달 동안은 잠이 한없이 왔는데, 주체할 수 없이 졸음이 쏟아져 꼭 점심시간에 잠시 잠을 재웠다. 그러더니 피로감이 없어졌다.

7월에는 감기몸살인 줄 알고 이틀간 감기약을 먹다가 사장님에게 전화로 여쭤보았더니 감기약과 신묘단을 같이 복용하지 말라고 했다. 그래서 잠시 중단했더니 약 20일간 온몸에서 열이 많이 나고 눈에서도 열이 많이 나며 눈물이 나왔다. 눈이 시리기도 했다. 땀이 많이 나고 겨드랑이에서 악취도 심하게 날 뿐 아니라 이도 아파서 다시 사장님에게 여쭤봤더니 염증을 치료하는 중이라면서 치과에 가보라고 했다. 그래서 치과에 갔더니 정말 잇몸에 염증이 있다고 했다. 게다가 신묘단이 치유하는 과정이라 하니 더 놀라웠다.

겨드랑이에 몽우리가 생겼는데 지금은 조금씩 자그마하게 변하고 있다. 참, 요즘 얼굴 피부톤이 뽀얗게 바뀌어가고 있다. 부기가 빠지면서 살도 빠졌다. 젊음을 되찾아가는 중이라고 할까? 눈이 좋아지고 피로감이 없어지고 혈액순환도 잘되기에 이런 내 몸의 변화 과정을 글로 적는다.

세상에 이런 식품이 있을 수 있을까? 정말 신기하고 감사할 따름이고 김 사장님에게 거듭 감사할 뿐이다. 신묘단 식품을 만난 것이 내겐 큰 행운이다. 살아가는 시간이 참 즐겁고 행복하다.

질병에서 해방된 사람들

뇌종양 수술 후 생긴
두통과 자궁 물혹

양연희, 50대 후반, 강원도 철원

두개골 안쪽에 발생하는 종양을 통틀어 뇌종양이라 하며, 뇌 자체에 발생하는 종양은 말할 것도 없고 수막(뇌막), 뇌혈관, 뇌하수체, 뇌신경 등에서 발생하는 종양도 포함시켜 모두 뇌종양이라 한다.

9년 전 어지럼증이 자주 발생하여 병원을 여러 곳 다니던 중 서울대학교병원에서 뇌종양 확정을 받고 수술을 두 번이나 했다. 그런데 종양이 시신경에 너무 밀착되어 있어서 어려운 수술을 했다. 설상가상으로 자궁에 물혹이 생겼지만 몸이 안 좋은 상황이어서 수술을 할 수 없었다. 뇌종양 수술 후 통증과 싸워야 했고 머리가 풍선이 부풀어 있듯 부어 무거웠으므로 참 힘겨운 시간을 보냈다. 그러던 중 2013년 11월 지인의 소개로 신묘단을 알게 되었다.

신묘단이 자궁 물혹을 없애는데도 효과가 있다기에 처음엔 말도 안 된다고 생각했다. 그런데 김주영 사장님이 농담처럼 한 마디 툭 던졌다.

"한 6개월에서 8개월이면 80~90%는 없어질 걸요?"

그러면서 혹시 신묘단을 먹고 물혹이 떨어지면 서비스라고 생각하라고 했다. 그렇게만 되면 얼마나 좋을까 싶었지만 솔직히 별 기대는 없었다. 한편으로는 신묘단이 대체 어떤 식품이기에 병원에서 수술도 안 된다는 자궁 물혹을 없앨 수 있다는 건지 궁금증이 일었다. 그러다 발견한 것이 인터뷰 기사였다.

최근 주나식품에서 출시해 화제가 되고 있는 고려신묘단은 국내산 원료를 이용해 배합한 건강기능식품이다. 고려신묘단은 청정지역인 철원의 땅에서 자란 천연식물을 주재료로 사용해 그 효능을 검증받았다.

주나식품의 김주영 대표는 "고려신묘단의 주원료는 청정지역 강원도 철원에서 자란 약용식물"이라면서 "달맞이꽃, 갈근(칡), 인삼, 돌미나리, 쑥, 더덕, 오미자, 두릅, 다시마를 함유하고 있다. 각종 환으로 출시되고 있는 약용식물을 최적의 혼합비율로 배합하는 것이 가장 큰 강점이다"고 설명했다. 특히 달맞이꽃은 여성 생리불순 개선에 특효가 있고, 갈근은 식물성 에스트로겐, 탄수화물, 비타민, 식이섬유질, 사포닌, 카테킨 등이 함유되어 있으며 인삼은 항암 및 면역력 증강 등에 효능이 있다. 아토피 치료, 통증완화, 활력 충전, 혈액 성분 개선 등의 효과를 나타내고 있는 고려신묘단은 병으로 인해 고통에 시달리고 있는 이들에게 김 대표가 작은 도움이라도 되고자 개발을 시작했다. (중략)

환을 만들어 복용한 후 김 대표의 상태는 좋아졌다. 눈이 맑아지고 눈 안의 불순물도 제거됨과 동시에 시력도 이전보다 훨씬 좋아졌다. 그 후 김 대표는 천연식물로 만든 고려신묘단을 주변 사람들에게 나누어주었는데, 풍치를 심하게 앓고 있던 환자도 통증이 가라앉고, 음식물을 자유롭게 씹어 먹을 수 있게 되었다. 또 노화로 인해 머리카락이 빠지던 사람도 환을 복용한 뒤 머리카락이 풍성하게 나오게 되었고, 암 환자도 암의 진행 속도가 급격히 저하되고 피가 맑아졌다. 아토피로 고생하던 사람들도 환을 복용한 뒤 완치되었다. 김 대표는 "사람들이 흔히 먹는 순수 식물을 재료로 만들기 때문에 안전하며 부작용이 없다"라고 설명했다.(2012. 3. 7. 뉴스메이커)

신묘단 개발에 얽힌 대표님의 개인적 사연까지 알게 되니 더 믿음이 갔다. 아픈 사람 사정은 아파 본 사람만이 안다고 하잖

는가. 그리고 정말이지 놀라운 일들이 일어났다.

처음 신묘단을 복용했을 땐 눈에 모래알이 들어간 것처럼 아프고 치아에서 냄새가 나고 얼굴에 반점들이 생겨나고 초등학교 때 동상 걸렸던 부위는 피부 거풀이 벗겨지고 머리에서 때가 많이 나오는 등 희귀한 증상이 일어났다. 신묘단 김 대표님 말씀이 독소를 배출한 거라고 했다.

복용 6개월이 지날 무렵 산부인과에 가서 검사를 받았는데 물혹이 없어졌다고 했다. 세상에!

이건 그냥 서비스가 아니라 엄청난 선물이었다.

"처음부터 대표님 말을 믿었어야지. 괜히 병원에 헛돈 썼구먼."

남편은 웃으면서 말했다. 한시름 놓은 표정이었다.

동상과 발톱 무좀도 다 나았고 시신경도 회복되고 있다.

신묘단으로 생활에 웃음을 찾았다. 머리 통증으로 하루하루를 힘겹게 보냈던 일이 꿈만 같다. 그 고통을 어떻게 말로 표현할 수 있을까. 아마 겪어본 분들만 아실 것이다. 신묘단 복용 후 그토록 지긋지긋했던 뇌의 통증이 사라지고 머리가 크기가 작아지면서 가벼워졌다. 내게 새로운 삶을 지속시켜준 신묘단과 김 대표님께 항상 고맙고 감사드린다.

질병에서 해방된 사람들

시어머님이 되찾으신 건강

강칠봉

성남시 수진동에 사시는 시어머님은 올해 85세시다. 눈이 안 좋고 불면증에 변비도 심하면서 체중이 많이 나가다 보니 관절에 이상이 생겨 걷지도 못할 만큼 많은 장애를 겪으셨다. 병원도 다녀보고 한의원에서 침도 맞아보았으나 잘 듣지 않아 가족과 외출하기도 힘든 상황이었다.

그렇게 수십 년을 고질병을 안고 사셨다. 자식된 처지에서 맘이 많이 안 좋았는데 작년에 우연히 인터넷에서 신묘단을 접했다. 다양한 사례를 찾아보니 여러 방면에 효능이 있는 것 같아 사장님에게 전화해서 구입한 신묘단을 시어머님이 복용하는데 참 많이 좋아지셔서 잠시 올리려 한다.

• 잇몸이 붓고 고름이 생겨 치과 치료. 분비물을 배출한 거라 함. 이

후 치아가 튼튼해짐

- 자궁에서 분비물이 많이 나오면서 냄새가 심했고 소변도 하루에 20번 정도 봄. 가스 배출도 심하고 변도 무지 많이 나오다가 변비가 없어지고 아랫배의 냉증이 사라지더니 체중에 변화가 왔음 (62kg→50kg)

- 발이 차고 발바닥에 동전 크기만 하게 딱딱한 게 나서 아팠고 각질이 심하심. 온몸이 더웠다 차가웠다를 반복하고 손바닥에 땀이 많이 나더니 왼쪽 전체에 오던 마비 증상이 사라지고 유독 다리가 더 저리고 하던 증세가 없어짐. 지금은 살살 걸어다니심

- 코딱지가 가득 차면서 콧물을 많이 흘리고 귀도 가려워하고 각질이 심하게 벗겨지면서 온몸에서 때도 엄청 많이 나왔음

- 눈이 노래지기도 하고 오른쪽 눈에서는 질퍽한 눈곱이 많이 오래 나왔음. 지금도 가끔 눈에서 돌이 나옴. 눈이 좋아지려고 그런 증세가 나타난다고 함

- 몸살을 여러 번 앓더니 비염이 사라지고 피부에 윤이 나며 기미도 옅어짐. 어지러움 또한 없어짐

어머님은 지금 건강을 되찾아 가족과 외식도 하고 여행도 다니고 운동도 열심히 하신다. 삶이 너무 즐거워졌다며 행복해하

신다. 시어머님에게 새로운 삶을 허락해준 주나식품에 감사하다. 우리에게 효도를 더 많이 하라고 신묘단 사장님을 만나게 해주신 것 같다. 다시 한번 감사드린다.

습진, 고관절 통증을
날려버렸다

소영도, 59세

이용업을 43년째 하고 있는데, 외가의 체질을 따라서인지 마비가 자주 오고 직업상 습진이 있어 일하는 데 애로점이 많았다. 지인을 통해 소개받은 고려신묘단을 하루 60알 정도 50일째 복용했더니 새벽에 다리에 쥐가 나는 고통이 점차 사라졌다. 다리에 쥐가 나면 넓적다리에 탁구공만 한 것이 박혀 있는 것처럼 마비가 되곤 해서 새벽녘 허벅지 통증은 공포 그 자체였고 식구가 없으면 겁이 나서 잠을 자기가 두려울 정도였다. 그런데 10년간 약을 복용해도 좋아지지 않던 습진이 호전되는 기미가 보였다.

80일이 지나자 피부 혈색이 뚜렷하게 좋아지는 것이 느껴지며 밤에 혈액순환이 안 되고 다리에 쥐가 나서 애쓰던 일도 잊어버렸다. 그리고 손에서 습진이 사라지고 20~30대에 보던 쾌변

질병에서 해방된 사람들

을 볼 만큼 체질이 개선되는 것을 확실히 느낄 수 있었다.

나는 녹내장으로 시력이 몹시 안 좋았다. 직업이 이발사인데 스포츠머리를 깎을 땐 돋보기안경을 써야만 했다. 그런데 고려신묘단을 복용한 후에는 돋보기 쓰는 걸 깜빡 잊어버릴 정도다. 복용 18개월째 접어들자 돋보기는 거의 필요 없을 만큼 시력이 상당히 좋아졌다.

23세 때부터 턱관절이 심해서 오징어를 먹으면 턱에서 '떠걱떠걱' 소리가 나고 상추쌈 먹다 턱이 빠진 적도 있었다. 〈생로병사의 비밀〉이라는 프로를 보면서 턱관절이 그렇게 무서운 병인 줄 처음 알았는데 신묘단을 18개월 복용한 후 턱관절이 깨끗하게 나았다.

54세에는 왼쪽 다리 고관절 수술을 했다. 수술 후 13일 만에 엑스레이를 찍었는데 의사가 오른쪽 다리에도 전이가 됐다고 했다. 고관절 수술한 사람들 얘길 들으니 양쪽 다리 다 수술을 했다는 말에 눈앞이 캄캄했다. 57세에 지인의 권유로 신묘단을 복용하면서 오른쪽 다리 수술을 안 하고도 건강하다. 59세인 지금은 관절이 무척 편안해져서 자전거를 열심히 타고 있다.

비염, 눈 간지러움 끝!
웃음 시작!

조미정, 경남 창원

나는 이용 후기 쓰는 걸 안 좋아하며 다른 사람이 쓴 것도 보기 싫어한다. 이용 후기가 꾸민 얘기가 많다는 말을 들었기 때문이다. 그런 내가 이렇게 이용 후기를 쓰다니 놀랍기도 하지만 쓰지 않으면 안 될 효능을 체험했기에 거짓 없이 그대로 쓴다.

나는 8세 딸아이를 키우고 있다. 모든 엄마가 그렇듯이 첫아이 키우는 것은 행복한 일이기도 하지만 병이라도 나면 어쩔 줄 몰라 한다. 나 또한 그랬다. 딸은 어렸을 때부터 코가 많이 약했다. 코가 자주 막히고 콧물 때문에 코를 끙끙거리고 심지어 새벽에 잘 때도 콧물이 흘러 잠을 깬 일이 한두 번이 아니었다. 그리고 코가 간지럽다며 하루 종일 코를 후비고 다녔고 코피도 많이 흘렸다. 그러니 딸도 괴롭겠지만 나 또한 엄마로서 아이가 코 쿵쿵거리는 소리, 콧물 삼키는 소리를 듣고 코 후비는 모습

질병에서 해방된 사람들

을 봐야 하는 스트레스가 이만저만이 아니었다.

한의원에 가보았지만 별 효과를 못 봤다. 약값은 또 왜 그리 비싼지. 그러다 얼마가 지나니 딸아이는 눈까지 간지럽다고 했다. 그건 더 못할 짓이었다. 제2차 전쟁이라고 할까?

"내 눈은 왜 이래? 나도 힘들단 말이야."

딸아이가 매일 괴롭다며 울 때면 나도 무슨 방도가 없으니 같이 울었다. 무조건 비비지 말라고 손을 잡고 소리도 질러 보고 달래도 보았지만 소용이 없었다. 딸아이 눈은 빨개졌다가 또 어떤 땐 노랗게 되었다. 또래 친구들의 하얀 동공을 보면 너무 속상했다. 안과에 가도 알레르기라며 안약에 연고를 처방해주고 의사 선생님이 딸에게 '자꾸 만지면 앞이 잘 안 보이게 된다'고 겁주는 게 고작이었다.

맨날 눈 비비고 코 비비는 모습, 늘 빨간 눈을 하고 다니는 딸아이를 보는 게 안타까움을 넘어서 스트레스였다. 그런데 어느 날, 딸아이의 한쪽 눈이 완전히 빨간색이 되었다. 병원에 가서 검사했더니 눈병이라고 해서 약을 처방받았다.

나 자신이 원래 약을 싫어해서 되도록 안 먹이려고 했는데 딸아이 눈은 완전히 빨간 물감을 눈에 뿌린 듯했고 고름에 진물까지 나왔다. 어쩜 눈이 저렇게 될 수 있을까 싶을 정도로 눈동

자도 부었고 반쯤 눈을 뜬 딸아이가 불쌍하기 짝이 없었다. 이 상황에 많은 약을 먹일 수밖에 없었다. 주사도 맞았지만 당장 효과는 하나도 없었다. 너무 속상해 그날 밤 병원에서 주는 약 말고 안전한 약이 이 세상에 이리도 없을까 별 기대도 안 하고 인터넷 검색을 하다 만나게 된 게 고려신묘단이다.

이제부터 복용 후기다.

2013년 11월 26일 화요일

저녁부터 딸아이에게 신묘단을 복용시켰다. 먹기 전 눈 상태는 완전히 빨간색. 원래대로 돌아올까 싶을 정도로 심하다. 눈두덩이엔 고름이 흐르고 딱지가 끼어 있다.

11월 27일 수요일

딸아이가 "엄마, 휴지! 하고 부른다. 세상에 콧물이 풀어도 풀어도 끊임없이 나온다. 감사했다. 몇 시간 지나자 콧물이 다 차서 또 풀고. 어디서 그렇게 콧물이 나오는지 하루 종일 내내 코를 풀었다. 딸아이는 "엄마, 이제 코로 숨을 쉬어. 코가 뻥 뚫려서 시원한 바람이 나와"라며 신기해했다. 숨소리도 조용했다. 얼마나 기분이 좋던지. 피가 섞인 누런 콧물이 500밀리 페트병에 꽉 찰 정도로 나왔다. 너무 기분 짱!

질병에서 해방된 사람들

11월 28일 목요일~11월 30일 토요일

눈 색깔은 빨간색이 많이 빠졌는데 여전히 충혈되었다. 콧물은 여전히 많이 나오지만 잠잘 땐 코 막히는 소리, 숨을 못 쉬어 '콱콱' 하는 소리를 안 듣게 되어 얼마나 좋은지 모른다.

12월 2일 월요일

또다시 비상. 빨간색이 빠져 원래대로 돌아올 기미가 보였던 눈이 다시 완전히 빨간색이다. 눈동자 위에 빨간 선이 그어져 있다. 고름도 많이 나오고 딱지가 생기고 더 안 좋게 되었다. 왜 이래? 뭔가 잘못된 거 아니야? 이상한 약을 먹었나? 별별 걱정이 다 돼서 사장님에게 전화로 문의해보았다. 아이가 어려 명현현상이 빨리 왔다고. 내일이면 언제 그랬냐는 듯 원래 눈 색깔대로 돌아온다고. 친절하고 확신에 찬 다짐을 주시며 다독여주셨다. 안심 반 걱정 반으로 저녁에 신묘단을 먹이고 재웠다.

12월 3일 화요일

어머나? 세상에 그렇게 빨갛던 눈이 되돌아올 기미가 보였다. 아직 핏기가 조금 있어 원래의 하얀색은 아니지만 신기했다. 어제 걱정하고 의심했던 게 사장님에게 너무 미안했다. 콧물은 아직까지 피와 함께 나오고 있다.

12월 4일 수요일

어제보다 눈에 조금 핏기가 가셨다. 고름도 조금 나오고 있다. 콧물도 조금씩 나오고 있다. 신기했다. 밤에 잘 때도 숨소리가 어찌나 조용하던지 콧바람이 뻥뻥 뚫고 나오는 듯했다.

12월 5일 목요일

아직 눈에 핏기가 있지만 점점 좋아지고 고름은 나오지 않는다. 그렇게 많이 나오던 콧물도 이제 점점 줄어서 하루에 3번만 푼다.

12월 6, 7, 8일

날이 갈수록 눈에 핏기가 빠지고 있다. 완전 흰 색깔이 된 것은 아니지만 너무 기분 좋다. 콧물도 하루에 1~2회 풀고 양이 점점 줄어들고 있다. 시력이 0.7이었는데 이제 신묘단을 더 복용하고 시력을 검사할 것이다. 전화로 문의할 때마다 귀찮아하지 않고 늘 친절하고 상세하게 확신으로 말씀해주시고 너무 인간적이신 사장님.

2014년 9월 6일

질병에서 해방된 사람들

신묘단 복용 8개월 차에 딸아이 눈이 더 간지럽기 시작했다. 애가 눈이 완전 노란색, 빨간색이 돼서 간지러움을 못 참아 울고 비비고. 매일 늦게 자고 새벽에 깨고. 애나 나나 너무 힘들었다. 사장님은 이 상황에 대해 신묘단을 먹고 안 좋은 거 몸 밖으로 배출될 만큼 건강해져서 그런 거라고 했다. 눈에서 고름이 계속 나오고 입 안 염증이 계속 나오고 해서 독소가 다 배출되는 거라고. 꾸준히 믿음으로 참고 복용하여 드디어 빰빠라!

지난주부터 독소가 다 빠졌는지 이제 눈이 안 간지럽다고 한다. 지금 생각해보니 두 달 넘게 눈이 그렇게 간지러웠던 건 독소가 빠지려는 것이었다. 신묘단을 복용함으로써 눈과 코가 좋아졌을 뿐 아니라 덤으로 머릿결도 좋아졌고 머리숱도 많고 굵어졌으며 피부도 하얗게 되었다. 참 신기하고 묘한 일이다.

무엇보다 신묘단이 내 생각도 달라지게 했다. 인생에서 좋은 것은 고난·고통을 겪으며 얻어진다는 것을 알았다. 신묘단으로 딸아이가 8년 동안 고생하던 비염과 눈 간지러움에서 벗어나 정말 좋다. 그동안 묵묵히 전화로 상세한 설명으로 안심시켜주시고 끝까지 믿음을 주신 사장님에게 어떤 말로도 고마운 마음을 대신할 수 없다. 정말 감사합니다, 사장님!

코피가 멎었다

서명희

남편의 권유로 알게 된 고려신묘단을 복용하기 시작한 지 6~7개월이 지났다. 처음에는 반신반의하며 꾸준히 복용하지 않고 생각날 때마다 복용했다. 2~3개월이 지나 몸에 변화가 조금씩 찾아왔다.

나는 코피를 자주 흘렸다기보다 핏덩어리를 쏟았다. 병원에서 진료를 수차례 받아보았지만 콧구멍 내 자그마한 혈관을 찾아 용접하듯 임시방편으로 피를 멎게 했을 뿐 시간이 지나면 또 코피를 흘려야만 하는 일의 연속이었다.

그러던 어느 날부터 코피 흘리는 횟수가 점점 줄어들더니 몇 개월 전부터는 코피가 완전히 멎었다. 나 자신도 믿을 수 없을 정도로 신기했다. 예전에는 콧물이 나와도 코피가 터질까 봐 코를 세게 풀지 못했는데 지금은 마음껏 코도 풀고 재미있게 생활하고 있다. 이 모든 게 고려신묘단 덕분이라고 생각한다.

질병에서 해방된 사람들

비염, 검버섯이 사라졌다

조춘옥, 79세, 강원도 철원

　비염을 앓은 지 3~4년 되었는데, 평상시 콧물이 많이 쏟아져 어디 외출하기가 참 싫었다. 냄새도 못 맡고 너무 힘든 시간이었다. 여러 가지 치료를 다 해보았지만 좀처럼 나아지지 않았다. 밤에는 불면증으로 잠을 제대로 못 자 2년간 수면제를 복용했다. 얼굴에 검버섯이 돋아나기 시작한 건 15년 전. 나이 들면 생긴다고 하지만 보기 안 좋았다. 이래저래 삶이 힘든 와중에 한 스님의 소개로 신묘단을 복용하기 시작했다.

　하루 30알 정도 꾸준히 1병 반 복용했을 즈음 코가 뻥 뚫렸다. 며칠간 노란 콧물이 많이 쏟아지고 코가 시큰시큰하면서 비염이 싹 사라졌다. 이제 냄새도 맡을 수 있게 되었다. 무엇보다 다행인 건 수면제 없어도 잠을 잘 수 있다는 사실이다. 또 얼굴이 가렵더니 검버섯이 점점 옅어지기 시작했다. 어찌나 놀랍고 신기하던지! 이제는 거의 사라지고 있다.

지금은 딸아이도 복용을 시작했다. 자식들도 적극적으로 신묘단 복용을 권한다. 나이 들어 아프지 않은 게 최고다. 이렇게 희귀한 식품을 만나다니 감사할 뿐이다.

감기에 안 걸려 시험에도 합격했다

김주영, 17세, 부산

우연히 이모 소개로 신묘단을 알게 되었고 좋다고 해서 먹게 되었다. 나는 원래 1년 내내 여름, 겨울 할 것 없이 감기를 달고 살 정도로 자주 감기에 걸렸는데 그때마다 병원 가서 약을 처방 받아 먹었다. 몸도 피곤하여 아침에 일어나지 못해 애를 먹었다. 그러던 중 5월부터 신묘단을 먹고 얼마 되지 않아 몸이 피곤한 것도 없고 그렇게 따라다니던 감기도 앓지 않고 있다. 너무 좋아서 항상 책상에 올려두고 먹고 있다.

신묘단을 먹다가 한 알이라도 흘리면 끝까지 찾는다. 좋은 약을 하나라도 놓치면 아까우니까 말이다. 피곤하지 않고 감기에 안 걸려 열심히 공부해 시험에도 합격했다. 좋은 신묘단 만들어 주신 사장님 성함이 내 이름하고 똑같다. 김주영 사장님, 감사합니다. 신묘단 최고예요!

비염이 좋아졌다

경철현

비염 증상이 나타난 건 7년 전이었다. 비염에 걸린 첫해는 사무실에서 하루에 두루마리 화장지 하나를 다 쓰고도 모자랄 정도였다. 코가 헐고 막히고 그로 인한 두통에까지 시달려야 했다.

양약, 한약, 민간요법까지 다 해봤지만 별 효과가 없었는데 고려신묘단을 먹으면서 이런 증상이 완화되기 시작했고 지금은 환절기에도 가볍게 넘어갈 정도다. 밤마다 코막힘과 콧물, 두통으로 잠을 못 자고 힘들었는데 이제 살 것 같다. 너무 감사하다.

질병에서 해방된 사람들

코로 숨 쉬는 행복

이승현

아버지가 신묘단을 추천해서 1개월 정도 복용하고 있다. 만성 비염으로 콧물, 축농증, 두통을 달고 살았는데 신묘단을 복용하고 2~3일이 지나니 코에서 고름이 자꾸 밖으로 나왔다. 한 일주일 정도 나오더니 축농증이 거의 사라진 것을 느꼈다. 코 상태가 좋아져서 계속 복용했는데 고름이 다 빠져나온 뒤로 계속 묽은 콧물이 나오고 아침에 일어나기가 쉬워졌다. 콧물을 수시로 풀어주고는 했더니 이제는 코로 숨을 쉴 수 있을 정도다.

공부할 때 코가 아파서 집중을 못 했는데 지금은 집중도 잘 되고 두통도 거의 사라졌다. 그리고 잠도 잘 오며 하루라도 신묘단을 안 먹으면 콧물 때문에 머리가 아파서 공부를 못 한다. 비염을 앓고 계신 분에게 권한다.

체질이 개선되었다

이용남, 40대 중반

    나는 40대 중반으로 매년 봄, 가을 계절이 바뀔 때마다 손과 몸이 이유 없이 가려워지는 알레르기 증상이 있었다. 그런데 지인의 권유로 고려신묘단을 2011년 여름부터 3개월 정도 복용한 후 효과가 있어서인지 현재까지 그렇게 자주 찾던 병원을 한 번도 찾지 않고 있다. 누구나 체질에 따라 다르겠지만 천연식물로 제조한 고려신묘단이 현대인의 건강을 지키는 식품이 되기를 기대한다.

3장

입으로 만병이 들어온다

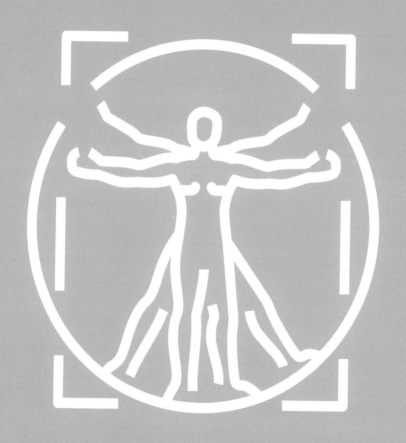

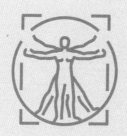

사람은 코로 숨을 쉬어야 살 수 있다. 코를 '우리 몸의 국경'이라 칭하는 이유다. 코로 숨을 쉬지 못하는 건 후비루 증상으로 코 내부에 병변이 생겼다는 뜻이다. 내 생각엔 일부러라도 후비루를 열어주지 않으면 중증질환으로 연결될 수 있다.

5~6년 전까지만 해도 건강하던 친구가 재작년에 만났을 때 몸 전체의 피로감을 호소했다. 아무래도 경미한 뇌졸중 증세인 듯 보였다.

"자네 혹시 잘 때 입 벌리고 자는 습관이 있나?"

"그렇긴 한데."

"수면무호흡증도 있고?"

"자네가 그걸 어떻게 알아?"

"이 사람아, 산소통이 막혔으니 잠버릇이 그 모양이지. 계속 그러다 큰일 나."

괜한 걱정 할까 싶어 다른 말은 하지 않고 신묘수를 한 병 나눠주었다. 보름 정도 지났을까?

"이젠 잠자리가 그렇게 편할 수 없어. 머리도 한결 맑아진 것 같고 말이야."

친구는 신기하다고 했지만 사실 놀라운 일도 아니다. 사람에게 눈·코·입이 따로 있는 건 각각의 본분이 다르기 때문이다. 눈으로는 세상을 보고 코로는 산소를 들이마시고 입으로는 숨을 내뱉어 몸속 독소를 배출해낸다.

입을 벌리고 잔다는 건 후비루에 문제가 생겨 구강 호흡을 한다는 것이다. 그러면 뇌에 산소 공급이 잘 안 될 수밖에 없고 이는 각종 뇌혈관 질환의 원인으로 작용한다. 파킨슨 환자 중에도 입 벌리고 자는 이들이 많다. 그리고 싶어서 그러는 게 아니라 코가 막혔으니 입으로 숨을 쉴 수밖에 없는 것이다. 심하면 악몽을 꾸고 불면증에 시달려 신경과 약에 의존하기도 한다. 구강 호흡이 치명적인 이유는 오염 물질이 코에서 걸러지지 않아 세균 감염의 위험이 따른다는 데 있다. 코로 숨을 쉬지 못하면 결국 죽는 수밖에 없다.

몸속 독소를 배출하는 것을 '토설'이라 한다. 후비루를 여는

질병에서 해방된 사람들

목적이 여기에 있다. 가래와 콧물 등으로 몸속 독소가 빠져나오면 혈액의 흐름이 원활해지고 뇌에 신선한 산소가 공급되어 폐활량이 좋아진다. 이는 결과적으로 여러 질병의 근원 치료를 가능하게 한다.

인간은 36.5도라는 체온을 가지고 태어난다. 정상체온을 유지하는 건 잘 먹고 잘 자고 잘 싸는 것만큼이나 중요하다. 그런데 왜 멀쩡하던 사람이 감기에 걸리는 걸까? 우선 체온 관리에 실패했기 때문이고 두 번째는 입을 벌리고 자기 때문에 공기 중에 가득한 바이러스나 세균이 몸속에 침투했기 때문이다. 의사들은 평상시 실내 습도는 40~60%가 적정하다지만 나는 겨울철에는 70%에 맞춘다. 실내 온도에 따라서 사람이 쾌적함을 느끼는 습도가 다르기 때문이다.

간단한 기본만 지켜도 악순환의 고리를 끊어낼 수 있으련만 사람들은 그걸 모른다. 본분을 지키지 않아서 병이 생기는 것이다. 의사들이라고 해서 딱히 방법을 알고 있는 것 같진 않다. 입벌림 방지 밴드나 테이프를 써서 일시적으로 구강 호흡을 차단할 순 있겠으나 과연 이것이 근본 치료법이라 할 수 있을까?

건강검진을 할 때 시력 검사는 하는데 후비루 검사는 하지 않는다. 코가 막혀서 병이 왔는데도 열어볼 생각을 하지 않으니 염증이 만병을 유발하는 천적이란 것도 알 수 없다. 나와 한동네 사는 치과 원장도 이런 말을 했다.

"맞아요. 문제는 후비루에 있는데 그 염증을 다 빼낼 방법이 없다 이거예요."

암, 당뇨, 치매는 물론 노화도 결국 염증반응으로 인한 증상이다. 경험상 후비루를 완전히 열기까지는 4~5년 걸린다. 노력하기에 따라서 그 시기가 조금 당겨질 수도 있다. 제일 중요한건 입 벌리고 자지 않는 것이다. 3주 정도만 의식적으로 습관을들이면 입 대신 코로 숨쉬기가 가능하다.

질병에서 해방된 사람들

사라진 암세포

박수임, 50대 후반, 강원도 춘천

지금으로부터 13년 전, 식당이라도 해서 먹고살 요량으로 철원에 왔을 때 나는 특별한 병이 없었지만 정신적인 스트레스가 극심했다. 매사에 무기력하고 의욕이 없는 나에게 지인이 김주영 사장님을 소개했다. 고려신묘단 개발 초기였던 것 같다. 사장님은 나에게 무상으로 신묘단을 나눠주고 복용 전후 경과를 알려달라고만 했다. 일종의 임상시험이랄까?

이때 내가 검증되지 않은 건 안 먹겠다고 할 수도 있었다. 하지만 나는 김 사장님의 선의를 믿고 실험 대상이 되기로 했다. 사장님에게는 죄송한 말씀이지만 신묘단이란 것에 대한 신뢰는 거의 없었다. 그저 건강식품이려니 하고 감사히 받아먹었을 뿐이다. 처음엔 몸에서 이상한 반응이 나타났다. 여기저기 가렵고 오돌토돌한 뾰루지 같은 것들이 생기기 시작한 것이다.

이 약은 나랑 맞지 않는구나.

혼자 생각하고 며칠을 먹지 않았다. 그런데도 피부에 돋아난 뽀루지들이 없어지지 않았다. 신묘단을 복용한 경험이 있는 지인에게 말했더니 그런 증세는 일시적으로 나타나는 호전반응임을 상세히 설명해주었다. 이후로는 마음을 편안하게 먹고 내 몸에서 일어나는 것들을 관찰하기 시작했다.

여름이 시작되기 직전인 5월 말경이었다. 심한 고열이 나를 덮쳤다. 감기는 아니었다. 나만 아는 감기 증상이 있는데 반드시 인후염을 동반했다. 코와 입, 천장 사이에 있는 작은 구멍 같은 곳이 혀로 만져지고 그곳이 붓는다. 얼굴도 어마어마하게 변한다. 하지만 이번엔 열만 심하게 나고 다른 증세는 없었다. 김주영 사장님은 열이 나면 열이 내려가게 해야지 가급적 진통제를 먹지 말라고 하셨다. 약을 사 먹으러 나가기도 귀찮아 신묘단만 열심히 챙겨 먹었다. 이삼일 지나자 감쪽같이 열이 내렸다.

그렇게 한참 시간이 지났는데 이번엔 얼굴에서 이상한 냄새가 났다. 여자들은 미우나 고우나 나이가 많거나 적거나 미용에 신경 쓸 수밖에 없다. 나 역시 꽤나 미모를 가꾸는 편에 속했다. 그런데 꼬리꼬리하다고 해야 하나, 아무튼 얼굴에서 고약한 냄새가 열흘가량 사라지지 않았다. 피부과에 가야 하나 혼자 애를 태웠으나 며칠 후 그런 증상은 말끔히 사라졌다.

진짜 신기한 일은 그다음에 일어났다.

'희야'는 서울에서부터 키우던 강아지 시추 이름이다. 어느 날 하반신 마비가 와서 딸이 동물병원에 데려갔더니 얼마 못 살 것 같다고 했단다.

"엄마가 옆에서 맛있는 것도 먹이고 편안하게 보내줘."

딸이 울면서 말했다. 이때 희야는 열세 살이었는데 내가 생후 50일부터 키운 자식 같은 강아지였다. 자식들 앞에선 차마 못 꺼내던 이야기도 말 못하는 반려동물 앞에선 곧잘 중얼거리곤 했다.

"엄마 지금 어려워. 돈 버는 게 얼마나 힘든지 몰라."

넋두리 삼아 주절댈 때마다 다 이해한다는 듯 내 품에 와 안기던 녀석이 이젠 대소변도 못 가리고 밥이나 물도 사람이 먹여주든가 아니면 앞다리로 지탱해서 먹게 해줘야 할 만큼 기력이 쇠했다.

신묘단이 사람한테 좋은 거면 강아지한테도 좋지 않을까?

안타깝고 가여운 마음에 문득 그런 생각이 들었다. 음식도 잘 못 먹는 강아지에게 알약을 먹이려고 드니 거부하는 게 당연했다. 그래서 식당에서 파는 고기에 신묘단을 넣어 하루에 세 알에서 많으면 네 알씩 먹였다. 그렇게 한 7~8일 지나자 놀라운 광경이 펼쳐졌다. 강아지가 비척비척 몸을 일으켜 세우는 거였다. 일주일이 조금 넘자 제 발로 나가서 오줌을 누고 왔다.

"어머! 얘, 웬일이니?"

눈으로 보고도 믿기질 않아 탄성이 절로 나왔다. 신묘단을 한 달 가까이 먹였더니 약간 과장해서 말처럼 뛰기 시작했다. 마치 자신이 하반신 마비라는 사실을 잊어버린 것마냥 온 집 안을 헤집고 다니는 통에 내가 다 정신이 없을 정도였다.

급기야는 생리를 시작했다. 다른 사람이 이런 말을 했다면 코웃음을 쳤겠지만 내 눈으로 본 이상 경이롭다고밖에는 표현할 수 없다. 강아지 나이 13세이면 사람 나이로 80 가까이 된다. 그런데 다 죽어가던 녀석이 생리를 하다니!

"너 뭐지? 회춘한 거야?"

너무 신기하고 기뻐서 마구 소리를 질렀다. 딸도 강아지 상태를 보고 두 눈이 휘둥그레지면서 그간 숨겨온 이야기를 털어놓았다.

"병원에서 희야 3개월밖에 못 산다고 그랬는데 엄마한테는 거짓말했어. 6개월이라고."

질병에서 해방된 사람들

엄마 마음 아플까 봐 딸이 거짓말을 한 거였다. 희야는 그 후 2년을 더 나와 함께 살다가 어디론가 사라져버렸다. 예쁘게 미용시키고 드레스까지 입힌 뒤 잠깐 문을 열어놓은 게 실수였다. 강아지가 너무 예뻐 누가 데려갔는지 다시는 돌아오지 않았다.

이제 내가 겪은 일들을 이야기할 차례다. 2007년까지만 해도 나는 자산이 10억 원은 넘었다. 서울에 집 두 채가 있었고 규모가 꽤 큰 식당을 운영했지만 눈 깜빡할 사이 전 재산을 잃었다. 잘못이 있다면 친구를 믿은 죄였다. 사업하는 친구가 주식을 상장한다며 사내이사로 등재해주겠다고 꼬드기는 말에 있는 돈 없는 돈을 다 쏟아부었다. 사기를 당한 걸 알았을 땐 나만 빚더미에 올라앉고 어떻게 손쓸 방법이 없었다. 집은 경매로 넘어가고 가게도 다른 사람 차지가 되었다. 이 모든 일이 7~8개월 동안에 벌어졌다.

이제 와 생각하면 살아남은 게 기적인지도 모른다. 오죽하면 주변에서 나를 두고 자살할지 안 할지 내기를 했다고 한다. 방구석에 멍하니 앉아 있다가도 친한 친구한테 당했다는 자괴감이 밀려올 때면 모든 걸 놓아버리고 싶었다. 당시 고등학교 1학년이던 딸이 하루는 이런 말을 했다.

"엄마, 나는 길거리에서 엄마랑 둘이 부둥켜안고 자도 괜찮은데 고아가 되긴 싫어."

아빠도 없는 마당에 엄마가 귀신처럼 늘어져 있는 모습을 보니 곧 죽을 것 같은 느낌이 들었던 모양이다. 순간 정신이 번쩍 든 나는 서울을 떠나기로 결심했다.

유두가 간지럽기 시작한 건 철원에 온 지 2년째 접어드는 해였다. 어느 땐 너무 간지러워 손으로 꼬집어 뜯고 별짓을 다 해도 간지러운 증세가 사라지질 않았다. 한번은 남자친구가 장난삼아 왼쪽 가슴 부분을 툭 쳤는데 몸에 전기가 통하는 것처럼 찌릿한 통증이 왔고 미칠 듯이 유두가 간지럽기 시작했다. 너무 간지러워 가슴을 내놓고 내 손으로 유두를 꾹 눌러 짰다. 피가 앉은자리에서 한 2m 정도 되는 벽까지 튀었다. 가슴에서 피가 그렇게 많이 나올 거라는 건 상상도 할 수 없었다.

남자친구도 나도 순식간에 굳어버렸다. 우선 무섭고, 놀랍고, 하도 당황스러워 둘 다 한마디도 하지 못했다. 온갖 생각이 뇌리를 스쳐갔다. 그동안 주변에서 유방암에 걸린 사람들을 제법 많이 봐온 나에게 앞으로 일어날 일이 파노라마처럼 펼쳐졌다. 한쪽 혹은 양쪽 유방을 절개한 친구들도 있었다.

30년을 혼자 살다가 어렵게 만난 남자친구였지만 내 몸이 어떻게 될지 모르는 상황에서 붙들고 있을 순 없었다. 그를 보내 놓고 한동안 생각을 많이 했다. 그때는 형편이 너무 어려워 보험이란 보험은 다 효력이 정지된 상태였다. 진단받기 전에 기존의 보험을 복구하려고 했지만 그건 불가능하다고 했다. 일단 보험을 새로 들고 병원에는 가지 않았다. 100일만 기다리면 병원비 50%는 나오니까.

그때가 7월, 한여름이었다. 가슴에서 계속 피가 나왔다. 한편으로는 이렇게 고생하며 사느니 죽는 것도 나쁘지 않겠다는 생각도 했다. 하지만 아픔은 나만의 것이 아니었다. 아들은 내 상태를 알고 서럽게 오열했다. 억장이 미어지는 심정으로 주변 정리를 시작했다.

김주영 사장님한테도 내 상태를 알려드렸다. 병자와 의사라는 생각에 가슴을 내놓고 '이렇게 피가 나옵니다'라고. 하지만 사장님으로서는 의료법 위반이라 확답을 못 하셨을 것이다. 그저 '신묘단을 꾸준히 한번 드셔보시죠'라고만 했다. 나로서도 그 말을 꼭 믿은 건 아니지만 그래도 열심히 먹었던 이유는 죽음보다는 돈이 무서웠기 때문이다. 암에 걸려도 '이유 없음' 그냥 그렇게 생각하고 받아들이는 시기였으니까.

10월에 할아버님 제사가 있었다. 서울 친정에 제사를 모시러 간 김에 며칠 휴가를 얻었다 치고 건강보험공단에서 하는 건강검진을 받아보기로 했다. 마침 보험에 가입한 지 100일이 막 넘어간 상태였다. 주소지가 서울로 돼 있어 고려대 병원에서 1차 검진을 마친 뒤 성북동 성심의원이라는 데서도 검사를 했다. 검사 결과가 나오기 전에 유방암을 앓았던 친구들에게 전화로 이것저것 물어보았다. 내가 그랬다고 하면 '너 그럴 줄 알았어'라고 할까 봐 주변에 가슴에서 피가 나오는 여자가 있다고 둘러댔다. 그랬더니 '그거는 막바지야'라는 대답이 돌아왔다. 가슴에서 피가 나오는 증상은 유방암 말기라는 거였다.

그럼 나도 유방암 말기겠구나.

병이 들었어도 먹고는 살아야겠기에 정신없이 바쁜 시간을 보냈다. 2주나 3주쯤 지나 병원에서 검진 결과가 나왔다. 의사는 유방암 증세가 있다며 초음파 진단을 권했으나 생업 때문에 곧바로 초음파를 찍지 못하고 철원으로 돌아온 지 몇 달 만에야 병원을 찾았다. 철원 길병원에서 8만 원인가 15만 원인가 주고 초음파를 찍었는데 여기서 기가 막힌 이야기를 듣게 되었다. 유방암을 앓았던 흔적이 없다는 것이다. 이제 보험도 들어간 마당이라 병을 숨길 까닭이 없었다.

"그럴 리가요? 선생님. 저 가슴에서 피가 나왔어요."

"초음파상으론 아무 이상이 없습니다. 실핏줄이 터진 건지도 모르죠."

의사한테 몇 달 동안 있었던 얘길 했더니 계속 예기치 못한 반응을 내비쳤다.

"실핏줄이 터지면 유두에서 피가 나나요?"

"그건 아닌데요."

의사도 왜 이런 증상이 나타나는지 정확한 원인을 모르는 눈치였다. 가슴에서 피는 그 후로도 계속 나왔지만 처음처럼 막 쭉쭉 쏟아지는 건 아니었다. 색깔도 붉은색에서 커피색으로 변하더니 나중엔 물과 요구르트를 희석한 것처럼 변했다. 2년 정도 지나자 그마저도 사라졌다.

사람 마음이 어찌 그리 간사한지.

몸 상태가 좋아지고 나니 보험 괜히 들었다는 생각이 들었다. 그만큼 경제적으로 어려웠던 탓이다. 어떤 사람들은 혹 내가 다른 걸 먹고 나은 게 아닐까 의심하지만 그때는 돈이 없어서 내 몸에 좋다는 건 흔한 비타민이나 영양제 하나 먹은 게 없었다. 오로지 신묘단 하나만 먹었다. 이후론 1년에 한두 병으로 줄였다. 사장님 말씀이 신묘단은 너무 많이 먹어도 안 되고 적당히 끊을 때 끊어야 한다고 해서 지금은 안 먹고 있다.

이제 나는 전혀 아픈 데가 없이 춘천에서 식당을 꾸려가며 건강한 삶을 살고 있다. 사실 내 성격이 조금 냉정한 편이다. 한마디로 좋고 싫음이 분명한 성격이다. 남 이야기를 잘 들어주는 편이지만 판단은 내가 한다. 사회생활을 오래하면서 여러 사람을 겪다 보니 진심이라든가 열정이라든가 눈에 보이지 않던 것들이 보이기 시작한다. 특히 낯선 사람을 만나면 그가 나한테 해를 끼칠지 아닐지를 먼저 보게 된다. 나 역시 이익을 좇아 살아왔음을 부인하긴 어렵다. 내가 살기 위해 남을 짓밟고자 하진 않았더라도 자식 키우는 어미로서 어쩔 수 없이 이기적인 삶을 살아야 했다.

김주영 사장님에게선 그런 계산속이 읽히질 않았다. 의료 쪽에 종사하는 건 아니지만 내가 믿고 신묘단을 복용할 수 있었던 이유였다. 그리고 이러한 믿음이 나를 살렸다고 확신한다. 이제는 사장님을 신뢰하는 이유 중 하나가 신묘단이라고 자신 있게 말할 수 있다.

아픈 사람들에게 좋은 일을 많이 하신 걸로 안다. "내가 돈이 있으면 남들 많이 도와주고 살 거야." 평소 입버릇처럼 하신 말씀을 지키면서 살아온 분이다. 누군가 이러저러한 증상이 있었는데 신묘단을 먹고 긍정적인 변화가 생겼다면서 좀 더 달라고 하면 흔쾌히 갖다주시곤 했다. 돈에 욕심을 냈다면 그렇게 베풀 순 없을 것이다. 말투가 좀 직설적이긴 해도 나에게는 큰 산 같은 분이다.

신묘단의 효능은 사람들이 생각하는 그 이상이다.

말기암 환자의 희망

이윤재

직장생활 40여 년 동안 밥 먹듯이 술을 엄청나게 마셔온 남편이 간암 진단을 받은 것은 2003년 가을이었다. 남편이 서울대학교병원에서 간 색전술을 정기적으로 하고 당뇨, 심장 등의 치료를 병행하는 동안 나는 간암 치료에 도움이 되는 자연식 위주의 식단 짜기에 골몰했다.

수도 없이 시행한 CT촬영과 간 색전술 등 간암 관련 검사와 치료를 반복한 기간이 어언 8년이 흘렀다. 내가 할 수 있는 모든 방법을 동원하여 간호했건만, 2011년 3월 주치의로부터 하늘이 무너지는 듯한 가슴 아픈 설명을 들었다. 암세포가 폐와 복막에 전이되어 6개월 정도의 시한부 삶을 살아야 한다는 사망선고였다. 그때의 심장이 터지는 듯한 슬픔을 누가 알까?

그러나 절망의 끝에서 희망을 보았다. 수소문 끝에 염증에 좋

질병에서 해방된 사람들

고 피를 깨끗하게 하는 데 도움이 된다는 주나식품 신묘단을 소개받았다. 남편은 폐 항암치료를 시작한 지 10일 후부터 이 식품을 먹기 시작했는데 복용 3일 후부터 어깨, 등, 갈비뼈, 옆구리와 전립선이 아프다고 했다. 폐암 환자는 등 부분이 심하게 아프다고 한다더니 그래서인가 생각했다. 주나식품에 문의했더니 '식품에 의한 명현반응'으로 좋은 현상이라고 했으나 반신반의했다.

남편의 주치의는 폐 항암치료 후 몸에 물집이 생기고, 팔이 떨리며, 마비가 온다고 했고 구역질 때문에 식욕이 떨어지고 손과 발의 피부에 허물이 생겨 벗겨진다고 했다.

식사도 못 하고 바짝 말라가는 모습을 어떻게 보나 걱정했지만 이상할 정도로 큰 변화는 없었다. 식욕과 체중은 그대로고 주치의 말과 다르게 물집도 생기지 않았다. 손 떨림도 없었다. 취미가 서예인 남편의 글씨 솜씨도 여전했다. 1년이 지난 지금 주기적인 검사에서 간 수치, 백혈구 모두 정상으로 나왔다. 암세포 범위도 처음과 비교하면 큰 변화가 생기지 않고 있다. 주치의는 암세포가 없어질 때까지 항암치료를 계속하기를 권했으나 민간요법으로 신묘단을 복용하면서 식이요법을 병행하면 남편은 고통 없이 더 오래 살 것 같은 생각이 들었다.

교육자로 정년 퇴임한 남편은 현대의학을 맹신하고 민간요법을 잘 믿지 않았다. 그런 그가 요즈음 병원에서 여러 암 환자의 증세와 진행 상태를 자기 모습과 비교하면서 민간요법의 효능을 느끼는지 신묘단을 열심히 먹고 있다.

지금 내게는 주나식품이 희망이다.

"말기암도 완치된다."

2012년 2월 24일 처음 이용 후기를 적성하고 7개월이 지나갔다. 주치의의 결정에 따라 그동안 항암치료를 받지 않았다. 당뇨, 협심증 등에 따른 약을 복용하고 혈액검사와 CT검사만 정기적으로 해왔다.

신묘단은 계속 먹었다. 항암치료 후 모발이 많이 빠졌는데 지금은 머리카락이 수북하다. 암 수치도 15로 떨어졌다. 식욕이 살아나 체중이 늘고 혈색이 좋아지고 있으며 각종 검사 결과도 좋으니 6개월 시한부 인생이라던 서울대학교병원 주치의도 신기하게 생각하고 있다.

남편은 최상의 컨디션으로 서예를 즐기고 있다. 건강을 회복하고 있는 남편이 듬직하다. 주나식품 덕분인가 한다. 환우 여러분도 희망을 가지길 바란다. 말기암도 완치된다.

행복 바이러스 배달

김미덕, 50대 초반, 강원도 철원

어지럼증, 무릎관절(뚝뚝 소리 동반), 눈 질환(노화로 글씨가 흔들려 보임), 알레르기성 비염, 위장 체증(우유나 요구르트도 못 먹을 정도)에 첫애 낳고 생긴 치질이 벌써 27년이란 세월이 흘렀다. 또 허리디스크, 손과 발 그리고 아랫배 시림, 어깨 통증과 중압감 등을 겪어가며 폐경도 됐다. 한마디로 종합병원이라고나 할까?

평소 건강이 좋지 않다보니 양약보다 대체의학 쪽에 관심이 많았다. 고통스러운 나날을 보내던 중 우연히 친한 언니에게서 신묘단이라는 식품 얘기를 듣고 반신반의하며 하루 150알 정도 아침, 저녁으로 복용했다. 우선 먹기 편하고 맛과 향이 아주 좋았다. 나는 태음 체질이라 다이어트와 피부미용에 관심이 많은데 약 복용 중 신김치가 댕기면서 식사량이 평소보다 두 배로 늘었다(이거 큰일 났다. 다이어트해야 하는데). 걱정을 많이 했는데 복용 한 달 후 신기하게도 2kg이나 감량되었다. 상식에 맞지 않아 이해가 안 되었다.

이제 신묘단 복용 후 체험한 증세를 쓴다. 눈 떨림이 좀 심해지고, 시린 발이 더 시리고, 머리 감고 말리는 과정에서 너무 가렵고, 좁쌀만 한 뾰루지가 군데군데 났다가 없어지고, 무릎과 허리 통증이 더 심해지는 느낌에 누울 때나 고개를 돌릴 때 어지럽고(참고로 몇 년 전에 귀 달팽이관 문제로 치료받은 적 있음), 감기몸살을 3~4일 앓고, 설사를 몇 번 하고, 생리를 한 달에 두 번 하는 등 몸에 많은 변화가 오다가 차츰차츰 증세가 가벼워졌다.

평소 성경책의 작은 글씨가 흐려 보였는데 2개월 복용 후 그 작은 글씨가 선명하게 보였다. 상식으로는 한번 노화된 눈은 절대 회복이 안 된다고 알고 있는데 참 이해하기 힘들고 신기했다. 눈에서 눈물과 이상한 고체가 나온 후 눈이 시원해지고 피곤함이 줄었고, 주변에서 살이 빠지고 예뻐졌다는 소리를 많이 들었다.

앞으로 몸이 얼마나 더 좋아질지 기대하며 행복하고 힘찬 나날을 보내고 있다. 신묘단 주나식품 사장님께 감사드린다. 2개월 후 다시 후기를 올리겠다.

질병에서 해방된 사람들

복용 3개월 후

무른 변이 찰진 변으로 바뀌었고, 매일같이 시원한 변을 볼 수 있어 행복하다. 폐경되었는데 정기적으로 생리를 하게 되었고 색깔도 선홍색으로 바뀌었다. 신장 기능이 약하여 자고 일어나면 매일같이 부었던 몸이 요즘은 붓기가 많이 사라졌다. 일하다가 땀이 나면 눈이 무척 따가워서 땀을 찍어 먹어보니 짠맛이 강했다. 아마도 몸에서 불필요한 염분이 땀으로 배출되는 것 같다.

신묘단의 위력이 이렇게 대단한 건가? 의학의 아버지 소크라테스는 "자연의 음식이 약이어야 하고 약은 자연의 음식이어야 한다"라고 말했다. 신묘단은 우리가 일상생활에서 자주 접하는 식물로 만들어졌다고 들었다. 그래서인지 몰라도 복용 후 여러 가지 호전반응이 나타났다. '아파야 낫는다'는 말이 있듯이 아픈 곳을 치유하기 위해 수술받는 것처럼 내 몸이 스스로 치유할 능력을 길러주는 것이 바로 내가 복용하는 신묘단 같다. 이렇게 좋은 자연식품을 많은 분이 알게 되어 건강한 삶을 살아가도록 공유하고 싶은 마음에 글을 올린다.

복용 4개월 후

위장 체증이 심해서 우유나 프림 들어간 커피, 빵 등을 먹지 못했는데 요즘은 즐겨 먹고 있다. 그리고 치질이 심해서 변을 보고 나면 통증으로 고생했는데 통증이 많이 사라졌다. 아침에 일어나면 머리가 무거워 눈 뜨는 게 싫었는데 상쾌한 아침을 맞을 수 있어서 하루하루가 행복하다. 또 머리가 아프면 머리에서 때가 나온다고 들었는데, 땀이 나면 머리 주변 피부가 따갑고 열이 나면서 땀을 많이 흘리고 난 후 머리가 맑아진 것 같다. 여름에도 발이 시려 양말을 신고 잘 때가 있었는데 손과 발이 뜨거워져 이 무더위에 고생하고 있다. 피부 또한 많이 부드러워지고 탄력이 생겨 젊어졌다는 말을 많이 듣고 있다.

복용 6개월 후

심했던 치질로 인한 가려움증이 1주일 정도 지속되더니 멀건 분비물이 나오고 약간 어지러운 증상도 이틀 정도 진행되고 왼쪽 팔과 다리에 시린 증상이 왔다 갔다. 몸에서 냉증이 빠져나간 것 같다. 무릎관절 통증도 많이 호전되었지만 머리가 빠진 부분의 피부가 따갑고 뽀루지가 다시 올라왔다. 뒷머리 속이 몹시 가렵고 눈에서는 아주 미세한 이물질이 나오더니 지금은 눈이 많이 밝아졌다. 발목과 발등 등에 통증이 오래 지속되었다. 예전에 발목을 자주 삐었던 부분이 호전되는 과정 같았다. 소화기능이 많이 좋아져서 식사량이 증가되어 고민이다. 행복한 비명인가? 좀 더 욕심을 부린다면 빠진 머리카

질병에서 해방된 사람들

락이 빨리 자랐으면 좋겠다. 손발이 따뜻해졌었는데, 요즘 다시 시린 증상이 나타났다. 김 사장님에게서 몇 번 반복된 후 좋아질 거라는 말씀을 들었다. 어제는 몇십 년 만에 초등학교 동창들을 만났는데 피부도 곱고 아주 건강해 보여서 좋다는 칭찬을 들었다. 더 열심히 먹고 더 젊어질래요.

7개월 복용 후

두피에 뽀루지가 나서 머리 뒷부분이 많이 가려웠다. 손끝, 발끝에 미세한 증상(가려움증)이 일어나고 왼쪽, 오른쪽 팔목에 묵직한 반응이 있으며 가슴 흉통이 심했는데 감기 증상처럼 가래가 많이 나온 후 흉통이 많이 좋아졌다. 허리디스크로 통증이 있었는데 많이 좋아졌고 손바닥, 발바닥에 하루 정도 가려움증이 지나갔으며 귀 옆으로 뽀루지가 양쪽에 나왔다가 깨끗해졌다. 그리고 치질로 변을 볼 때마다 3개월 정도 피가 묻어 나왔는데 지금은 피가 멎고 새벽녘이면 진물이 가끔 나오더니 크기가 조금 작아진 것 같다. 계단을 오르내릴 때 많이 힘들었는데 요즘은 숨 쉬는 게 많이 편안해졌다.

참 신기하다! 신묘단으로 예쁜 피부와 건강을 지킬 수 있어 너무 감사하다. 말로 표현할 수 없을 만큼….

어머니,
항암치료를 그만해도 된대요

이태현

어머니는 65세 때인 2010년 전남대학교 병원에서 자궁암 진단을 받고 절개 수술을 하셨다. 하지만 성공적인 수술 후에도 암이 폐로 전이되어 최소 여섯 번 이상 항암치료를 받아야 한다는 담당 의사의 소견이 있었다. 그래서 항암치료를 받는 날이면 5~6시간 병원에서 주사를 맞아야 했고 그동안 머리카락이 다 빠져 식음을 전폐하다시피 하셨다. 고려신묘단이 탈모, 피부병, 간 기능, 시력, 피를 맑게 하는 데 효과가 있다는 소식을 접하고 어머니에게 구해 드렸다. 어머니는 신묘단을 복용하시며 변화가 많았는데, 그 경과는 이렇다.

어머니는 거의 매일 등산을 하기 때문에 목욕을 청결히 하시는데 어느 날부터 머리와 몸에서 평소보다 훨씬 많은 때가 나왔으며, 평소보다 훨씬 많은 대소변을 배출했는데 그 냄새 또한 매우 역했다. 하지만 머리가 매우 상쾌하고 맑아지는 것을 느껴 신묘단을 다시금 복용하셨다. 병원에서 3차 항암치료를 받게 되었는데 그 결과가 아주 놀라웠다. 최소 여섯 차례 이상 항암 치료를 받아야 한다는 담당의의 소견이 '이제 항암치료는 받지 않으셔도 된다'로 바뀌게 된 것이다.

가장 좋아진 것은 피검사 결과였다. 헤모글로빈 수치가 현저히 좋아지고 혈액이 깨끗해졌다는 것이다. 신묘단 복용 4개월이 지난 지금은 항암치료로 빠졌던 머리카락도 서서히 자라고 있으며, 누가 보더라도 암 환자라고는 생각하지 못할 정도로 피부가 매끄럽고 촉촉하게 빛나고 있다.

어머니가 도움을 받은 신묘단의 믿기지 않는 효능을 다른 질병으로 고통받는 이에게 알려드리기 위해 이 글을 적었다.

무좀·시력 개선,
다시 생긴 조반월

이태현

높은 간 수치, 매우 저하된 시력, 피부질환이 있는 나도 고려 신묘단의 효능을 증언한 분들의 사례를 접한 뒤 이를 복용하기 시작했다. 신묘단 복용 전 대략 들은 얘기로는 "피부병이 낫는데 무좀은 금방 낫고 기간도 빠르더라"였다. 내 왼발은 거의 무좀이 없는데, 오른발에 무좀이 심하다. 그래서 대중목욕탕에 가면 각질을 벗기는 데 시간을 많이 보낸다. 잘 아는 피부과 의사는 원래 무좀이 뿌리도 깊고 생명력도 강해서 바르는 약으로는 오랜 기간 꾸준히 발라야 한다고 했다. 그러면서 속 쓰림이 좀 있더라도 독한 약을 먹어야 한다고 권장했다. 그 약을 2~3일 먹다가 속이 쓰려서 안 먹고 그냥 잊어버리고 있었는데, 신묘단 복용 5주째 각질이 현저히 사라졌다.

또 하나 내 무좀의 근원은 각질이 아니라 발톱 무좀이다. 새

질병에서 해방된 사람들

끼발가락이 뿌리부터 갈라져 자라는 전형적인 발톱 무좀으로 바르는 약을 발라봐야 좀 지나면 재발한다. 그런데 갈라진 새끼 발톱의 작은 부분이 가려워서 건드렸는데 피도 안 나고 쏙 빠져버렸다. 아직 각질이 완벽하게 제거된 건 아니지만 오랫동안 무좀을 앓아온 나로서는 놀랄 일이었다.

그리고 나는 심한 짝눈이다. 다섯 살 때 벽돌 알갱이가 왼쪽 눈에 들어간 다음부터 눈 뒤에서 무엇인가 굴러가는 것 같아서 병원에 갔는데 이상이 없다고 진단받았다. 그 후 시력이 급격히 많이 떨어졌다. 왼쪽 눈은 안경을 써도 보정 시력이 낮아서 오른쪽 시력에 의존하여 보는 형편이었다. 오른쪽 눈에 의존한 지 오래되다 보니 왼쪽 눈의 시력은 사장되어 거의 보이지 않았다.

그런데 신묘단 복용 후 왼쪽 시력이 살아난다고 할까? 컨디션이 좋은 날 등산하면 정상에서 왼쪽 눈의 시력을 느끼는 현상이 나타났다. 잘 보이지 않아 뿌연 시력이 오른쪽 시력에 겹쳐 보이기 시작했고 복용 기간이 길어지면서 이런 현상이 더 자주 생겼다. 이를테면 전에는 한 달에 한두 번 정도였는데 지금은 2~3시간에 한 번 정도로 자주 그런 일이 일어났다. 아주 조금 어지러움증 같은 게 있기는 하지만 잊고 있던 왼쪽 눈의 시력이 살아나는 것 같아 기분이 좋다.

신묘단 복용 3개월 차에 일어난 변화

- 하루 두 번 각각 30~40알씩 복용하는데 오전, 낮 할 것 없이 잠이 너무 많이 온다. 나는 40대로 평균 하루 6~7시간씩 자고 낮잠은 전날 매우 피곤하거나 지나친 음주, 아니면 새벽까지 마셨을 때나 점심시간에 잠깐 자는데, 이 고려신묘단은 잠을 너무 많이 재운다.

- 조반월이라고 하는 손톱의 반달 모양이 20대까지만 있고 그 후에는 없었는데 신기하게도 건강하고 면역력이 매우 뛰어난 분들에게만 생긴다는 조반월이 다시 생겼다. 아직은 손가락 모두 다 생긴 것이 아니라 엄지에만 약간 생겼다. 다른 네 손가락에는 안 생기는데 검지 끝자락에 뭔가 올라오고 있어서 느낌이 좋다.

- 2개월 전부터 심한 무좀이 없어졌다. 신기해서 사진을 찍어두었다. 왼쪽 발은 거의 다 나았고 오른쪽 발은 각질이 조금 남았다. 과거에는 무좀이 엄청 심해서 각질이 벗겨지는 부위가 많았고 발바닥 거의 전부를 하얀 각질이 점령했다. 각질을 벗기다 보면 발바닥의 약한 피부가 같이 벗겨져 피가 나고 쓰리기도 했는데, 지금은 오른쪽 발바닥만 조금 남아 있다.

질병에서 해방된 사람들

불치는 없다

무념

약 3개월 전 어느 날.

신묘단 사장님이 눈과 코를 통해서 불치병도 좋아질 수 있다면서 나에게 신묘수라는 용액을 주었다. 그날 저녁에 양쪽 눈에 한 방울씩 넣고 코에도 넣고 잠이 들었다.

한참을 잤을까? 눈앞이 어렴풋해 잘 보이지 않았다. 잠자는 동안 용액이 눈에서 무슨 작용을 했는지 눈곱이 엄청나게 나온 것이다. 그러니 눈도 잘 뜰 수 없었다. 다음 날 아침까지 계속 눈곱이 나왔다. 샤워하고 찬물로 눈을 씻은 다음부터 눈이 맑아지는 느낌이었다. 이렇게 3일을 계속 넣었다. 이후 눈이 아주 선명하게 보였다.

내가 눈에 매일 저녁 용액을 넣고 있는 사이 지인이 나에게 이런 말을 했다. 용인에 사는 자기와 친하게 지내는 38세의 아가씨가 갑자기 앞이 보이지 않아 놀라서 병원에 갔다고 했다. 그런데 당뇨 때문에 실명이 왔다는 진단을 받았다고 했다. 그 아가씨에게는 청천벽력 같은 소리였다. 그래서 내가 이렇게 말했다.

"요즈음 신묘단 사장님이 나에게 눈과 코를 통해서 질병을 치유한다는 용액을 줘서 눈에 넣어보니까 매우 효험이 좋은 것 같습니다. 어차피 이미 실명이 됐고 돌이킬 수 없다고 한다면 밑져야 본전 아니겠습니까. 나빠진들 얼마나 더 나빠질 것이며 그로써 얼마나 더 인생에 실망이 있겠나 말입니다."

그리고 신묘수를 몇 병 건넸다. 사실 나는 실명한 그 아가씨가 눈이 다시 좋아질 것이라고 확신했다.

나는 이렇게 생각한다. 눈곱 자체는 우리 몸에서 빠져나오지 못하고 적체되어 있는 폐기물이나 염증일 것이다. 이 폐기물이나 염증은 눈에 있는 것만 나오는 것이 아니라 머릿속에 있는 것도 빠져나올 것이다. 그렇게 되면 머리의 모든 질환뿐만 아니라 몸의 질환도 예방되고 치유 효과를 확실히 볼 수 있다. 그런데 이 실명된 아가씨는 염증이 시신경이 움직이는 길을 막아버렸기 때문에 염증만 제거하면 반드시 좋아질 수 있다는 확신이 들었다. 그래서 내가 쓰던 용액을 준 것이다.

처음에는 아가씨가 검증되지 않은 것이라면서 사용하기를 거

질병에서 해방된 사람들

부했다. 그러자 아가씨의 어머니가 혹시나 해서 눈에도 넣고 코에도 넣어봤다. 그런데 수십 년간 고생해온 비염이 없어졌고 눈도 맑아졌다. 그래서 엄마가 딸에게 애걸하다시피 권했다. 엄마가 사용해보니 좋은 것 같으니 너도 눈에 넣어보자고. 한 달 정도 지났을 때 아가씨가 전화를 했다.

"눈이 보여요!"

아가씨는 안 보이던 눈이 희미하게 보인다면서 이걸 더 구할 수 없느냐고 물었다. 그래서 나는 돈을 받지 않고 많이 주었다. 얼마냐고 묻기에 나에게 돈을 주고자 한다면 그냥 가라고 했다. 나는 장사꾼이 아니라고 말이다. 단지 아픈 사람을 보면 내가 아픈 것 같아서 무조건 해주는 것이라고 말해줬다.

그리고 한참 지나 만났는데 아가씨가 나에게 말했다.

"신기하네요? 제 눈이 맑게 보이는 것은 아니지만 세상이 다 보여요! 감사합니다!"

"나는 아가씨한테 해준 것이 하나도 없소! 인사를 하고 싶다면 이것을 연구해서 만든 신묘단 사장님께 감사하시오!"

나는 그 아가씨한테 이렇게 말해주고 헤어졌다.

병이란 불치가 없다. 방법을 모를 뿐이다. 방법만 찾아내면 순간에 좋아진다. 노력만 하면 방법을 찾을 수 있다.

나는 수년간 파킨슨병 환자를 돌봐왔었다. 이 환자에게도 코와 눈에 매일 신묘수를 넣게 했다. 그런데 놀랍게도 좋아지고 있다. 환자가 좋아지니 내가 편해져서 좋다. 전에는 매일 기진맥진했지만 이제는 나들이도 하고 신난다.

여러 증세가 좋아지는 쪽으로 나아가는 중

박지영, 50대 중반, 강원도 철원

나는 오래전부터 눈이 아프면서 열이 나고 머리도 많이 아팠다. 간 수치도 높아서 진통제로 나날을 보내며 정상적인 생활은 거의 불가능했다. 그러던 중 2008년 중순부터 목소리가 안 나오고 말을 하면 목이 많이 아파서 그 좋아하던 노래마저 못 하게 되었다. 병원에 가서 진찰한 결과 후두염이라 해서 소염진통제를 복용하기 시작했다. 하지만 좋아졌다 나빠졌다를 반복해서 2012년 3월 서울 모 이비인후과를 방문했다.

진찰 결과 후두종양이라는 진단을 받았는데 종양이 커서 4월 16일 다시 내원하여 조직검사를 하기로 했다. 그때의 불안하고 초조한 마음은 말로 다 표현 못 할 정도였다. 지인 소개로 고려신묘단을 3월 중순부터 복용했다. 그런데 복용 3일 만에 눈과 머리의 통증이 씻은 듯이 사라졌을 뿐 아니라 피곤하지도 않고 몸에서 힘이 솟는 느낌을 받았다. 4월 16일 예약했던 이비인후과에 가서 재검을 했는데 의사 선생님이 고개를 갸우뚱하면서 종양이 3분의 1로 줄었으니 더 두고 보자고 했다.

세상에 이런 일이…. 이렇게 빨리 좋아지리라곤 생각도 못했다. 신묘단을 복용하면서 여러 가지 증세(호전반응)를 경험했다. 다 올리지는 못하지만 대표적인 것만 적어보면, 소변 횟수와 양이 늘었고 피부가 약간 가려우면서 손발바닥에서 각질이 많이 벗겨졌다. 그전에 술을 조금만 마셔도 오른쪽 갈비뼈 밑이 아팠는데 지금은 아프지 않아서 노래도 하고 특히 피부가 많이 고와졌다. 사는 맛이 나고 아주 활기찬 나날을 보내고 있다.

나는 결혼하고부터 내내 건강이 좋지 않아서 침, 한약방, 대학병원 등 그동안 안 해본 방법이 없을 정도다. 그러다 2009년 경락 선생님을 만났는데 그분이 나한테 '죽은 사람인 줄 알았다'고 했다. 그분을 만나서 많은 호전되었지만 어느 정도 선에서 그 이상은 안 되는 것 같았다. 지금은 혈액순환에 좋을 것 같아서 한 달에 두 번 정도 경락을 받으러 다닌다.

이제부터 신묘단을 4~5개월 복용한 후 몸에 나타난 변화를 애기하겠다. 나는 오랫동안 턱관절(악관절)로 무척 고생했지만 아산

병원에서는 한 달치씩 진통제만 처방받고 있었다. 또 간 수치도 높고 후두종양이 생겨 말도 못하고, 내장은 제대로 하는 기능이 없어 매일 소화제를 달고 살았다. 그러다 신묘단을 접한 뒤 의심도 안 하고 무조건 내 몸만 생각하고 열심히 먹었더니 몸이 회복되는 것이 느껴졌다. 오랜만에 경락을 받았는데 경락 선생님이 무엇을 해서 이렇게 몸이 좋아졌는지 물어보았다. '이런 분이 이렇게 얘기할 정도니 정말 좋아진 거구나!' 마치 다 나은 것 같았다.

어느 순간부터인지 턱관절 통증은 없어지고 입 벌릴 때 '뚜그덕' 소리만 난다. 조만간 그 소리도 없어질 거라고 믿는다. 턱관절 통증 때문에 늘 얼굴에 부기가 있었는데 이제는 간이 좋아져서인지 얼굴 부기가 싹 없어졌다. 작년 사진과 올해 사진을 비교해보면 확실히 알 수 있다.

귀에서 진물이 흐르고 냄새도 났는데 지금은 귓속이 깨끗해졌다. 눈과 머리 통증 등 모든 것이 턱관절과 연결되어 있는 것 같다. 내장에 돌 같은 덩어리도 싹 사라져서 소화기관도 좋아졌다. 무엇보다 남편이 내 몸이 무척 뜨거워졌다며 좋아한다. 그 덕분에 부부금슬도 좋아졌다.

체온이 내려가면 암 발생률이 높아진다고 하는데 체온이 올랐으니 암도 예방될 거라고 본다. 또 소화도 엄청 잘되어서인지 피부가 좋아져 보는 사람마다 젊어졌다고 한다. 그런데 제품 만드는 분이 아직 60%밖에 치유가 안 되었다면서 두 달가량 더 먹어보라고 했다. 그분이 이제부터는 고관절이 아플 거라고 했는데 이미 고관절이 빠져서 통증 때문에 걸어 다닐 수 없다고 했더니 그분이 웃으셨다. 고관절이 치유되면 거반 치유된 거라고 하니 그날을 기다리면서 즐겁게 복용하고 있다.

질병에서 해방된 사람들

신묘단 복용 후
달라진 증상들

박지영 2차 후기

나는 위낙 병치레를 많이 해서 작은 병은 병으로 여기지도 않으며 살았다. 물론 아래에서 다룬 증상을 작은 병이라 하면 안 되겠지만. 신묘단을 먹으면서 그때는 몰랐지만 나도 모르게 병이 나아진 것을 느꼈기에 확실히 나아진 증상을 적어본다. 작은 치료가 몸을 이렇게 건강하게 바꿔놓은 것 같다.

- 요실금 개선: 기침, 방귀 이런 것이 동반되면 더 심해서 늘 요실금 패드를 착용했는데 지금은 깨끗하고 냄새도 없다. 예전에는 팬티를 하루 두 번 이상 갈아입어야 했다.
- 머리카락이 무척 굵어졌다. 머리카락이 너무 힘이 없어서 머리 스트레스가 심했는데 이젠 제법 윤기도 난다.
- 얼마 전 안과에 갔는데 시력이 좋아졌다고 했다. 전에는 시력이 왼

쪽 0.7, 오른쪽 0.8에 난시까지 심해서 늘 안경을 썼었다. 난시가 심할 때는 부채 날개가 두 줄밖에 안 보였는데 지금은 많이 좋아져 부채 모양 전체가 꺼먹하게 보인다. 안과 검진에서 양쪽 1.0으로 나와서 안경을 안 쓰니 너무 편하다.

- 8월부터 고관절 통증이 발동했는데 지금은 통증이 없어졌고 고관절 빠지는 것도 없어졌다.

- 10년 전부터 수면제를 복용했고 점차 수량을 줄여가면서 치료하는 과정인데 몇 달 전부터 반 알로 줄였다가 지금은 아예 복용을 안 한다. 아침에 일어나면 수면제 약성 때문에 입안이 너무 쓴 고통이 없으니 사는 것 같다.

- 몸이 좋아지니까 운동을 하고 싶어져 운동을 시작했다.

- 한동안은 방귀가…. 변이 아주 많이 배설될 때도 있다.

- 잇몸에서 피가 나던 증상이 없어졌다.

- 무릎관절 통증과 허리 통증이 없어져서 요가를 하고 있다.

- 더 좋은 보너스: 밤에 잘 때 발이 시려서 꼭 수면양말을 신었는데 몸이 좋아지니까 체온이 올라갔는지 혈액순환이 좋아졌는지 이제 수면양말을 안 신고 잔다. 그리고 철원이 많이 춥다고 하는데 추운 줄도 모르고 지낸다.

질병에서 해방된 사람들

내게 아주 큰 병인 악관절 통증은 완화되었지만 어떻게 완치되는지를 관찰하고 있다. 오랜 시간 건강이 안 좋아 모든 관절 부위가 좋지 않은데 완치되면 마음껏 달리기를 하고 싶다. 나는 지금 키 163cm에 몸무게는 55kg이다. 병이 있을 때는 체중이 42kg밖에 안 나가서 만나는 사람마다 암에 걸린 것 같다고 했다. 나는 요즘 살아가면서 좋아지는 사람은 나밖에 없는 것 같다는 착각에 빠져 있다. 나이 먹어가면서 점점 더 건강해진다는 것은 행복한 일이고 살아갈 수 있는 희망이 아닐까 생각한다.

종합병원이었던 내 몸이…

박종남, 58세, 강원도 철원

젊은 시절 운수업을 하면서 과로와 스트레스, 음주와 흡연, 불규칙한 생활 습관 등으로 건강을 상한 후 40대에 접어들자 여러 가지 문제점이 나타나기 시작했다. 한 번 몸에 병이 나더니 정상 생활이 어려울 정도로 걷잡을 수 없이 심해져 여기저기 좋다는 병원을 다녀봤으나 별다른 효과를 보지 못하고 20년 가까이 극심한 고생을 해왔다.

나의 병명

내가 고생한 병명을 두서없이 나열하면 다음과 같다.

- 근시와 난시로 고생하다가 시력을 잃게 된다는 황반변성 진단 (2014년 3월 성바오로병원)
- 비염과 중이염이 심했고 목에서 누런 가래 덩어리가 나와 숨쉬기 곤란

질병에서 해방된 사람들

- 위장병: 고질병으로 호전과 악화를 반복하며 점점 증상이 심해짐
- 중풍: 가끔 뒷목이 아프고 다리를 절며 걷는 모습을 본 한의사의 진단으로 춘천에서 유명한 절에서 3년 동안 치료했으나 효험이 없었음
- 무좀: 수십 년간 극심한 무좀으로 진물과 피가 나오고 몹시 가려움
- 만성피로: 자고 일어나면 피로가 더 쌓여 감기몸살약을 10년간 복용
- 장딴지 저림: 여름에도 종아리가 저리고 시려서 효자봉으로 두드려야 겨우 진정

신묘단의 복용 효과와 복용량

우연히 철원에서 생산되는 신묘단 소문을 듣고 2012년 10월부터 현재까지 꾸준히 복용한 결과 신기하게 대부분 병증이 사라지거나 뚜렷이 개선되었다.

- 근시와 난시가 개선되어 15년간 착용한 안경을 벗었으며, 시력을 잃게 된다는 황반변성은 서울 성바오로병원에서 진단할 당시 시력이 0.2였으나 신묘단 복용 3개월 후 0.33과 0.66으로 좋아져 진료 의사가 의아해함
- 중이염, 비염, 객담: 염증 증세가 완전히 사라졌음
- 만성위장병: 완치 여부는 모르나 복통이 사라졌고 소화력에 전혀 문제가 없음

- 중풍: 두통과 뒷목 통증이 사라졌고 절며 걷던 걸음걸이가 정상으로 돌아왔음
- 무좀, 만성피로, 저림 현상이 완전히 사라지고 목소리에 활력이 넘침

신묘단 복용량

- 2012년 10월부터 아침 100정, 저녁 100정을 1년 5개월 정도 복용
- 현재 아침 50정, 저녁 50정을 복용하고 있음

신묘단 복용 중 경험한 신기한 일

- 신묘단 복용 열흘 경과 후 20여 일간 온몸, 특히 상체에서 엄청난 양의 불그스름한 땀이 배출되었는데 냄새가 지독함. 하도 신기해서 사진으로 찍어둠
- 무좀이 심했던 양 발가락 사이에서 5~6개월간 엄청난 양의 진물이 배출됨
- 4~5개월 전부터 손바닥과 발바닥의 각질이 제거되고 있음

나는 아무런 의학지식도 없지만 신묘단을 먹고 여러 가지 병증이 좋아진 것은 그동안 몸에 쌓여 있던 온갖 독소와 노폐물이 빠져나갔기 때문이 아닌가 생각한다.

　　　　　　　　　　　　　　질병에서 해방된 사람들

방사선 치료 후 빠른 회복

윤영식

나는 아버님 이야기를 하려고 한다. 아버님은 2005년 12월 의정부에 있는 병원에서 혈액종양이라는 진단을 받았다. 그래서 내 직장이 있는 일산 지역으로 병원을 옮겨 아버님을 치료하기 시작했다. 항암치료, 방사선 치료 등을 시작했지만 그다지 호전은 되지 않았다. 그러나 아버님 의지가 워낙 강해서인지 더 악화되지는 않았다.

그런데 2009년 가슴 부위 명치에 작은 혹이 생겼다. 알고 보니 그것은 혹이 아니라 종양이 밀고 올라와 가슴 주위로 돌출된 것이었다. 병원에서는 수술은 불가능하다며 고주파 치료를 받을 수는 있다고 했다. 만약 수술하면 그 부위가 아물지 않아 평생 소독 등으로 관리를 해야 한다기에 고심 끝에 수술은 하지 않기로 하는 대신 방사선 치료를 3~5주 정도 받기로 했다. 종양이 얼마나 호전될지 장담하지 못하는 가운데 치료를 시작한 것이다. 담당의는 치료 후 상처 부위가 아무는 데는 시간이 많이 걸릴 수 있다고 했다.

아버님은 주말을 제외하고 매일 치료를 받았다. 그러다 우연히 지인에게서 고려신묘단 이야기를 들었다. 처음에는 반신반의했으나 2011년 5월부터 8개월 동안 신묘단은 아버님 병증에 많은 변화를 불러왔다.

우선 방사선 치료 후 식품을 복용하면서 치료 부위가 몰라보게 제 모습을 찾아갔다. 병원에서도 놀랄 정도로 상처 부위가 아무는 기간이 짧았다. 우리 가족은 물론 처가 식구들도 그 모습을 보고 모두 놀랄 수밖에 없었다.

또한 항암·방사선 치료로 빠졌던 머리카락이 새로 나기 시작했으며 거무스레하던 안색이 몰라볼 정도로 좋아지셨다. 대개 항암치료를 받는 분들은 식사를 잘 못하지만 아버님은 식욕도 왕성하셨다. 지금은 신묘단을 꼭 챙겨 드실 정도로 스스로가 효능을 느끼고 계시다.

나 또한 신묘단의 효능을 실감하고 있다. 나는 30대 후반인데도 모발이 가늘고 약해서 머리를 감을 때는 물론 잠을 자고 일어나면 베개에 묻어날 정도로 머리카락이 많이 빠졌다. 그런데 고려신묘단을 복용한 뒤 모발이 건강해져 현재는 거의 빠지지 않는다.

치아는 유전이라고 하듯이 부모님이 잇몸이 약하다 보니 나또한 잇몸이 좋지 않아 치아가 흔들리는 증세가 있었다. 병원에서는 잇몸치료를 받고 잘 유지해야 치아가 상하지 않는다고 했지만 잇몸치료를 받아본 적은 없다. 신묘단을 복용한 후 현재는 잇몸이 흔들리던 증상이 전혀 없이 건강한 치아를 유지하고 있다. 우리 가족은 고려신묘단을 접한 것이 크나큰 행운이라고 생각한다.

악몽·환시에서 벗어났다

갯바위, 56세

남부 지방에 살고 있는 가정주부다. 최근 파킨슨 진단을 받고 걱정하던 중 우연히 카페에서 신묘단을 알게 되어 한 달간 복용한 후 경험한 사실을 공유하고자 기록으로 남긴다.

노후를 준비하며 가정과 사회활동을 건강하게 하던 내게 2016년 9월부터 원인을 알 수 없는 증상이 나타났다. 뒷머리 통증, 기억력 저하, 어지러움, 왼쪽 어깨 통증, 보행 시 왼팔 흔들기 장애와 더불어 손가락이 구부러지기 시작했다. 10월 21일경부터는 매일 밤 악몽을 꾸다가 눈을 뜨면 천장에 산발한 흉측한 귀신이 나를 노려보는 환시 때문에 잠자기가 두려웠다.

그때부터 정신과, 정형외과, 신경과를 전전하며 진찰을 받은 결과 12월 15일 봉생병원 신경과에서 파킨슨 진단을 받았다. 2주분 약을 처방받고 집에 돌아와 인터넷으로 파킨슨에 대해 검색해보고 절망과 좌절에 빠졌다.

실의에 빠져 안절부절못하던 중 파킨슨 카페에서 '설호'님의 글을 읽고 '이분은 뭔가 도움이 될 수도'라는 기대감에 12월 22일 전화 통화를 했다. 설호님은 걱정하지 말라고, 좋아질 거라는 말과 함께 마음의 안정을 강조하며 친절하고 상세하게 투병법을 설명해주었다. 그래서 신묘단에 대해 묻자 "만난 것이 행운입니다"라고 했다.

마음이 급했던 나는 즉시 신묘단을 주문하여 12월 26일부터 하루에 100알씩 복용했다(병원 약은 미복용). 그러나 솔직히 카페 체험 후기나 설호님이 소개한 그런 효과가 있을까 반신반의했다. 사장님은 내 증상을 듣고는 신묘단 복용 후 증상 변화에 대해 여러 번 설명했지만 잘 믿기지 않았다.

신묘단 복용 5일 후인 12월 30일부터 나를 괴롭혀온 환시와 악몽이 감쪽같이 사라져 지금까지 한 번도 꿈을 꾸지 않는 믿을 수 없는 일이 일어났다. 마음이 편해진 덕인지 표정이 밝아지고 몸도 가벼워져 그동안 피해오던 사회활동에도 활발하게 참여하는 등 무엇보다 자신감을 가지고 외출하게 된 것이 가장 기뻤다.

그런데 2017년 1월 초에 갑자기 어지러워서 앉거나 설 수도 없는 상태가 되었다. 누웠다 일어나면 현기증이 심해 사장님에게 전화로 문의했더니 걱정할 필요 없다고, 며칠 후에는 괜찮아질 거라고 했는데 이틀 후 모든 증상이 거짓말같이 사라졌다.

그 후 어지럼증 현상이 몇 차례 있었다. 어느 날은 돌연 오른쪽 무릎에 통증이 심해 걱정했는데 이틀 후 깨끗이 없어졌다. 이외에 신묘단 복용 후 나타난 변화를 간략하게 요약해보면, 1월 중순 아침에 잠에서 깼는데 눈에서 투명한 이물질이 나왔고, 소변과 대변량이 눈에 띄게 많아져 몸이 가벼워졌으며, 식욕이 좋아져 사장님 말씀대로 식사를 양껏 했더니 체중이 2kg 불었다. 내가 살이 찔까 봐 걱정하자 사장님은 병과 싸울 체력을 비축하는 중이며 회복되면 나중에는 날씬하고 건강하게 될 테니 걱정하지 말라고 했지만 그래도 걱정은 된다.

최근에는 머리에 열이 나는데, 사장님은 머릿속 염증을 치료하는 중이니 절대로 두통약을 먹지 말라고 했다. 이제는 증상변화에 한층 여유를 가지고 대하게 되었다. 하루 신묘단 복용량은 처음 100알을 먹다가 1월 18일부터 하루에 150알씩 늘려 복용하고 있다. 돌이켜보면 좌절과 절망 상태에서 만난 신묘단과 든든한 조언자인 사장님, 설호님의 친절한 설명과 안내 덕분이다. 직접 경험하고도 믿기지 않는 신묘단의 효과로 조금 불편함은 남았지만 예전 같은 웃음을 되찾게 되었기에 불과 한 달 만에 일어난 기적 같은 변화가 지금도 실감이 나지 않는다.

무엇보다도 신기한 것은 신묘단 복용 후 겪은 대부분 증상과 변화가 한 달 전 신묘단을 주문할 때 사장님이 예고했던 것과 일치한다는 것이다. 뒤늦게 이 사실을 깨달았는데 신비한 일이 지금도 믿기지 않는다. 끔찍한 악몽과 환시 대신에 행복한 꿈을 꾸게 되었고, 절망과 좌절을 잊고 건강회복에 대한 희망과 기대를 마음속에 품게 된 것은 너무나 감사한 일이다.

아토피에 특효를 본 직장 동료

김은성, 30대 후반

30년 넘게 손발에 허물이 생기는 피부질환을 앓고 있다. 좋다는 약은 다 먹어보고 병원도 다녀봤지만 이렇다 할 효능은 없고 마음고생만 엄청 했다.

직장 동료 중에 아토피가 너무 심해서 직장생활을 못 할 정도인 친구가 있었는데 고려신묘단을 두 달 동안 복용하고 믿을 수 없을 만큼 좋아진 것을 보고 나도 용기를 내서 복용을 시작한 지 1개월이 가까워지고 있다. 아직은 특별한 반응이 없지만 약을 보내주시는 선생님께서 조금만 더 복용하면 좋은 결과가 있을 거라고 용기를 주어 이렇게 글을 올린다. 직장 동료는 정말 믿을 수 없을 정도로 피부가 좋아졌다.

옆에서 지켜보지 못할 정도로 심한 친구였는데 이제는 언제 그랬냐는 듯 평상시로 돌아온 것 같다. 나도 빨리 좋은 결과가 있었으면 좋겠다.

질병에서 해방된 사람들

딸들의 생리불순·생리통·만성 빈혈이 개선되었다

기운맘

고등학교에 재학 중인 두 딸을 둔 50대 초반의 주부이다. 딸을 키우는 분이라면 누구나 공감할 만한 이야기를 하려고 한다.

우리 집의 딸은 둘 다 생리불순의 대표적 사례라고 할 정도로 생리 때문에 고생을 많이 했다. 일단 생리주기가 불규칙해서 두세 달에 한 번, 심하면 6개월에 한 번 하는 경우도 있었다. 두 번째는 생리통이 너무 심해서 생리가 시작되면 학교에도 못 가고 진통제 없이는 일상생활이 안 될 정도였다. 그리고 생리 양이 너무 많아 빈혈에 시달리다 보니 생리를 시작하면 딸들은 극도로 예민해져서 식사도 제대로 못하니 엄마로서 안타까움이 얼마나 큰지 말로 다 할 수 없었다.

그러다 우연히 친구를 통해 고려신묘단이라는 식품을 알게 되어 딸들의 건강이 조금이라도 개선될 수 있다면 무엇이든 시도해볼 생각으로 먹이기 시작했다. 지금 신묘단을 복용한 지 4개월쯤 되었는데 우리가 보통 먹는 양약처럼 하루아침에 달라진 것은 아닌데 서서히 개선되는 것이 눈에 보인다.

무엇보다 생리 양이 너무 많아 만성 빈혈에 시달렸는데 지금은 보통 정도로 서서히 줄어들고 있어서 건강에도 도움이 되고 생활에 불편함도 줄어들었다. 그리고 예측이 불가능할 정도였던 생리주기도 자리를 잡는 것 같다. 무엇보다 극심하던 생리통이 약을 안 먹어도 될 정도로 줄어들었다. 생리 때만 되면 우울해져 짜증 내고 누워서 일어나지도 않던 딸들은 이제 생리 때문에 결석도 안 하고 짜증도 안 내는 밝고 명랑한 딸이 되어 집안 분위기까지 한층 밝아졌다.

정말 뭐라고 감사의 말씀을 드려야 할지 모르겠다. 고려신묘단을 알게 된 것이 우리에겐 행운이라고 생각한다.

질병에서 해방된 사람들

생리불순 고민 끝!

김민희

나는 그동안 생리불순으로 고생하고 있었다. 스트레스가 심할 때는 생리를 두 달에 한 번 또는 석 달에 한 번씩 했다. 특히 고3 때는 생리를 1년에 총 4번밖에 안 했으며 얼마 전까지만 해도 생리할 때를 종잡을 수 없어 고생을 많이 했다. 한때는 피임약까지 먹으며 생리주기를 조절하려 했지만 왠지 꺼림칙하여 그만두었고 계속 생리불순에 고생하던 중 이 식품을 만났다.

나는 환을 갈아서 토마토즙에 섞어 마셨는데 두 달을 먹고 난 후 생리주기가 딱딱 맞아떨어진 것을 느꼈다. 올해 4월부터 지금까지 정확히 예측이 가능한 때 생리를 하게 되었으며, 생리의 양이나 피의 색은 별다른 변화가 없었다.

고려신묘단은 정해진 날짜에 생리를 하게 해주어 생리불순으로 고민하던 내게는 많은 도움이 되었다.

혈액순환과 생리통에 좋아

정미순

나는 음식을 먹으면 소화가 잘 안 되고 배에 가스가 찬 듯하며 배변이 잘 안 되었다. 잠을 많이 잔 것 같은데 늘 피곤하고 특히 눈이 충혈되고 피곤했다. 머리는 띵하고 피부와 머릿결은 윤기가 없었으며, 손발은 차가웠고 생리 시에는 아랫배 통증과 함께 생리 양도 많았다. 한의원에 갔더니 혈액순환 장애로 어혈이 뭉쳐서 그러니 약을 먹고 침을 맞으면 낫는다고 했다.

몇 번 치료받았지만 계속 시간을 내기 어려워 인터넷을 검색하다 신묘단을 알게 되었다. 제품의 효능과 복용한 사람들 후기를 보고 전화로 주문해서 먹고 있다. 지금 한 달 반 동안 먹고 있는데 좋은 것 같다. 아직 뭐라 말로 표현하기는 그렇지만 몸이 따뜻해지고 생리통도 그다지 못 느끼며 주위에서 얼굴이 좋아졌다고 한다. 앞으로 더 좋아질 거라 믿는다.

질병에서 해방된 사람들

다크서클, 하지정맥이 사라졌다

김옥선, 66세, 서울

아들의 권유로 2개월 전부터 신묘단을 복용하고 있다. 그동안 여러 가지 반응으로 잠을 못 잘 정도로 몸이 힘든 적이 많았다. 아마 여러분이 경험한 증상과 비슷한 반응일 것이다. 몸살기, 피곤함…. 그런 과정이 지나니까 조금씩 변화가 생겼다.

우선 다크서클이다. 원래 눈 주위에 다크서클이 심한 편이었는데 많이 없어졌다. 신경을 안 써서 잘 몰랐는데 주위 사람들이 말들을 해줘서 유심히 보니 희한할 정도로 다크서클이 사라졌다.

두 번째는 하지정맥이다. 나는 창피할 정도로 하지정맥이 심하게 튀어나왔는데 예전과 다르게 눈에 띄게 들어갔다. 내가 먹는 거라고는 신묘단 하나밖에 없으니 신묘단을 먹었기 때문이라고밖에 답을 찾을 수 없다.

주위 사람들도 신기했는지 서로 비결을 가르쳐달라고 해서 신묘단 구입을 도와주기까지 했다. 우리 가족이 신묘단을 접하게 된 건 큰 행운이라고 생각한다. 나는 지금 간병인으로 일하고 있는데 병원에 있다 보니 우리 삶에서 건강만큼 소중한 재산이 없다는 생각이 저절로 든다. 돈, 명예 모두 건강을 잃으면 필요 없다는 걸 병원에서 절실히 느낀다. 좋은 건강식품을 만들어 준 주나식품에 진심으로 감사드린다.

질병에서 해방된 사람들

두통이 줄어 살 것 같다

이재옥, 53세

다들 신묘단에 대해 좋다는 얘기를 많이 하는데 내 경험담도 올려본다. 나는 두통으로 너무 고통스러웠는데, 머리가 깨어질 듯이 아프고 눈이 빨갛게 충혈되고 튀어나올 것같이 아팠다. 두통으로 자주 병원도 가고 약도 먹었지만 일을 못할 정도로 아파서 누워 있는 날이 많았다.

그러다 아는 사람을 통해 신묘단을 8개월 정도 먹었다. 처음에는 별로 나아지는 느낌을 못 느꼈는데 꾸준히 먹다보니 몸의 기능이 좋아지면서 두통 증상이 없어졌다. 특이한 것은 머리 손질을 하면 머리카락이 많이 빠져서 고민이 많았는데 미용실에서 "언니, 머리카락이 많이 안 빠지네? 그러고 보니 얼굴도 좋아졌다"라고 했다. 또 얼굴에 좁쌀만 한 발진 같은 게 많이 났는데 신묘단을 먹고 없어졌다.

지금은 두통도 없어지고 얼굴도 좋아지고 머릿결도 좋아지고 몸도 가벼워져 일을 열심히 하고 있다.

두통을 없애준 신묘단은 신기한 명약이다.

질병에서 해방된 사람들

신경손상 회복에 도움을 준 신묘단

문영섭

먼저 주나식품 김주영 사장님에게 감사드린다. 우리 부부가 허리 통증으로 고생하는 걸 보고 김 사장님이 권한 고려신묘단을 복용하게 되었다. 사실 처음에는 반신반의했지만 허리 통증이 사라지고 농사일까지 잘하는 건강체로 몸이 바뀌면서 신묘단에 흠뻑 빠졌다.

15년 전 허리 통증으로 침 시술을 하게 되었다. 그때 발목 위 신경이 잘못되어 발가락이 아래위로 움직이지 않게 되었다. 그런데 신묘단을 복용한 후 어느 날 갑자기 발목 위가 찌릿찌릿하더니 발가락이 움직이게 되었고 지금은 거의 정상으로 움직인다. 또 나는 심한 대머리인데 머리카락이 다시 나오고 있다.

그래서 우리 부부는 고려신묘단을 만병통치약이라고 한다. 비실비실대던 우리를 아는 사람들은 건강한 우리 모습을 보고 무슨 비결이 있냐고 물어보기도 해서 그때마다 고려신묘단 이야기를 해준다. 그러면 구해달라고 부탁하는 사람들 때문에 주변에 고려신묘단을 복용하는 집이 10여 가구나 된다. 고려신묘단을 10개월째 복용 중인데 3~4개월 더 복용하면 왠지 대머리도 면할 것 같다.

질병에서 해방된 사람들

통풍, 역류성 위염, 치질이
개선되었다

김재호, 50대 초반, 강원도 철원

나는 고려신묘단을 1년 좀 넘게 복용하고 있다. 나이가 있는 분이라면 동의할 치질은 흔히 여성들은 출산 후, 남성들은 군대를 다녀온 후 생기는 병이라 하는데 나는 40대에 들어서 치질에 걸렸다. 치핵이 무려 세 개나 있었고 그것 때문에 10년이 넘게 고생했지만 신묘단 복용 후 치핵이 사라졌다. 처음 대머리와 아토피에 좋다는 말을 듣고 신묘단을 복용했는데⋯. 정말 놀라울 따름이었다. 대표님은 신비하고 묘한 식품이라 이름을 신묘단이라 지었다고 하는데 나는 신묘단을 새로운 것을 그리는 식품이라 생각한다.

나는 사실 몸에 문제가 많다. 치질이나 아토피, 대머리는 많은 분이 가지고 있지만 나는 그뿐 아니라 통풍과 역류성 위염 또한 앓고 있다. 음식을 먹으면 위액이 심하게 역류하여 음식을 잘 먹을 수 없고 통풍이 오면 걷기도 불편했다. 통풍이 음식 섭취로 발병하는 질병임을 알고 신묘단을 먹으면 통풍 역시 좋아지지 않을까 생각은 했지만 실제로 그 효과가 나타나다니….

요새는 정말 몸이 건강해져 너무 좋다. 역류성 위염 역시 좋아졌으며 체질 또한 약간 바뀌었다. 신묘단 복용 전에는 매콤한 음식을 좋아했는데 복용 후에는 매콤한 것보다는 전에는 손도 안 대던 된장이 들어간 음식이 더 끌린다. 식품으로 내 질병에 새로운 한 획을 그어준 신묘단. 앞으로 더 건강해진 내 모습이 기대된다.

질병에서 해방된 사람들

시력이 회복되었다

이항규

어느새 나이가 50대 초반이 되어보니 모든 것이 소중하겠지만 그중에 제일 중요한 것이 건강이라는 생각이 든다. 예전부터 운동을 좋아하여 건강에는 자신이 있었다. 매사에 적극적이고 긍정적인 마인드로 대하다 보니 일상생활이 늘 행복했다.

그러던 어느 날부터, 정확히 말하면 4~5년 전, 멀리 있는 사물이 찌그러져 보이기 시작했다. 안경점에서 시력을 확인하고 일반 안과에서 진료를 받아본 결과 원인을 모르겠다는 말만 들었다. 결국 눈으로 바라보는 모든 사물이 판별하기 어려운 지경까지 와서 종합병원에서 전문 진료를 받아보니 '치료가 불가능하다'고 했다.

검사 결과 안구 안쪽에 혹이 생겼는데 치료 방법이 없고, 더 이상 악화가 안 되게 하는 것이 최선이라고 했다. 병원을 몇 번 더 왕래했지만, 눈(동공)을 열어 매번 같은 검사만 계속하니 나 자신이 임상실험 대상인 것 같은 느낌마저 들었다.

증상이 심해져 신호 대기 중 직진과 좌회전을 판별하기 어려워 운전을 할 수 없는 지경이었다. 대화하다가 나도 모르게 미간이 일그러져 상대방에게 불쾌감을 느끼게 하는 일이 반복되자 대인기피증까지 왔다.

그러던 중 고려신묘단을 알게 되었고, 7~8개월 꾸준히 복용하여 몇 개월 전부터는 정상에 가까운 눈으로 돌아왔다. 그래서 좋아하는 운동을 다시 시작하고 가족과 여행도 하며 예전과 같은 즐거운 생활을 할 수 있게 된 지금, 너무나 행복하다.

질병에서 해방된 사람들

나이 오십 넘어
새로 태어난 기분

김덕수

   몇 해 전부터 허리가 아프고 무릎이 안 좋아서 고생이 이만저만이 아니었는데 지인에게서 고려신묘단을 소개받고 5개월 정도 복용했다. 아프던 허리와 무릎이 좋아지고 대책 없이 빠지던 머리카락이 빠지지 않고 새로 머리가 나기 시작했다. 마흔다섯 살에 빠지던 머리가 쉰다섯에 새로 자라고 있다.

   정말 신기할 따름이다. 새로 태어난 기분마저 든다. 젊어지는 기분이 들어서 삶이 즐겁기만 하다. 나이 오십 넘어서 이런 기분을 느끼는 건 정말 드문 일이다. 고려신묘단, 대단하다.

머리가 다시 나다니
정말 놀랍다

주홍, 70대, 서울

나는 대머리로 스트레스를 받던 중 여동생의 권유로 고려신묘단을 접하게 되어 4개월째 먹고 있는데 정말 놀랄 일이 있어 이 글을 쓴다. 젊어서부터(40세 정도) 빠지던 머리가 지금은 더 빠지지 않고 새롭게 잔머리가 나오고 있다. 또한 점점 침침해지던 눈이 맑아지는 것이 느껴지고 있다. 정말 놀라울 정도라서 이 글을 쓴다.

4장

우리 몸에는 백 명의 의사가 살고 있다

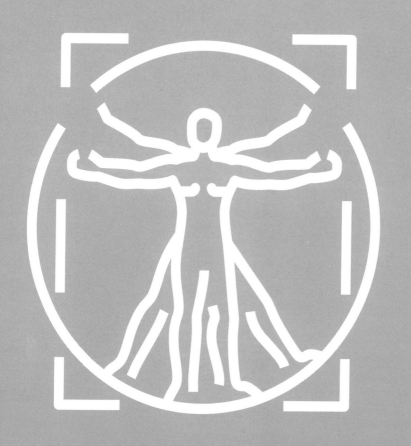

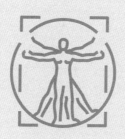

나는 1979년 교통사고로 다리에 철심을 박은 뒤 40년을 절름거리며 살았다. 왼쪽 다리를 30cm가량 잘라냈는데 당시는 의료기술이 지금처럼 좋지 못해 꿰맨 자리가 우툴두툴 보기 흉했다. 병원에 가도 방법이 없다고 하니 남사스러워 반바지를 못 입고 다녔다.

구두는 맞춰 신었다. 다리 길이를 맞추려 한쪽 신발창을 높게 만들었다. 그래도 절름거리는 모습을 보이기 싫어 아는 사람들과 길을 갈 때면 늘 뒤에서만 걸었다. 목욕탕에도 가능하면 아침 일찍 다녀오곤 했다.

그랬던 내가 6~7년 전부터 다리를 절지 않게 되었다. 걸을 때 절름거리지 않는 건 그림자를 보고 확인할 수 있었다. 신묘단을 복용한 후 가끔 무릎과 고관절이 아프고 꿰맨 자리가 자꾸 가렵더니만 좋아지려고 그랬던 모양이다. 어느 날부턴가 실밥 자리가 깨끗해졌다. 자세히 보지 않으면 꿰맨 상처가 보이지 않을 정도다.

요즘은 나이 들면서 딱딱한 게 닿으면 불편했던 치아가 다시 튼튼해졌다. 생멸치나 마른오징어를 씹어도 어금니가 아무렇지 않다. 피부가 뽀얗고 주름살이 옅어졌다는 소리도 듣는다. 운전해서 장거리 여행을 다녀와도 전혀 피곤함을 못 느낀다. 감기약 같은 걸 먹어본 일은 더더욱 없다. 손발톱도 여전히 깨끗하고 발뒤꿈치가 새살이 돋아난 듯 보드랍다. 나이 들면서 몸이 노화되는 게 아니라 점점 젊어지는 것 같으니 신기한 일이 아닐 수 없다.

머리를 깎으러 갔는데 이발사가 깜짝 놀란다. 정수리 윗부분에서부터 검은 머리가 난다는 것이다. 맹세코 탈모에 좋다는 샴푸나 약은 쓴 적이 없다.

"머리가 다시 나면 회춘한다던데, 혼자만 젊어지지 말고 비법이 있으면 알려주시죠."

신묘수 이야기를 했더니 피식 웃는다.

"에이, 세상에 그런 게 어디 있어요?"

당연히 믿기지 않을 것이다. 인체의 99%는 모세혈관으로 이

루어졌다. 머리숱이 빠지고 흰머리가 생기는 것도 결국 염증이란 놈의 농간이다. 염증이 머리 피부에 열을 발생시켜 모근 세포와 모세혈관을 파괴함으로써 혈액과 산소 공급이 원활하지 못하게 된 것이고, 그로써 건강한 머리카락이 자랄 수 없는 환경이 만들어지는 것이다.

머리 피부가 뜨끈뜨끈하다는 건 스트레스나 염증 때문에 모세혈관으로 혈액과 산소 공급이 원활하지 않다는 뜻이다. 따라서 탈모를 근본적으로 치료하려면 마음을 편안하게 하는 것도 중요하지만 두피의 염증 제거가 관건이라 할 수 있다. 나는 신묘단 용액이 눈과 코를 열어 온몸 구석구석 염증을 제거한 결과로 탈모가 개선되었을 거라고 믿는다.

탈모가 고민인 사람에겐 머리카락이 욕실 바닥에 떨어져 있는 것만 봐도 그 자체가 스트레스일 것이다. 대머리로 고민하는 70세 지인에게 신묘수를 나눠준 적이 있다. 8개월 뒤 그가 싱글벙글하면서 나타났다. 햇빛에서 보니 배냇머리처럼 노란 머리카락이 솟아나고 있었다. 그밖에도 신묘단을 복용했거나 용액을 사용한 뒤 머리카락이 다시 났다고 하는 사례는 얼마든지 있다.

언론 보도에 따르면 현재 우리나라 탈모 인구는 1천만에 달한다고 한다. 오죽하면 지난 대선 때 모 후보의 공약 중 하나가

탈모 치료에 건강보험을 적용하겠다는 것이었다.

나는 신묘단의 효능이 과학적으로 입증된다면 일반에 저렴하게 공급할 계획이다. 모발 이식 등 탈모 치료 목적으로 개인이 지출하는 비용만도 수백만 원에서 수천만 원에 달한다니 안 그래도 살기 힘든 서민층에게 작은 보탬이라도 되기 위해서다. 해외 진출도 고려하고 있다. 그렇게 되면 반도체 못지않은 수출 효자 품목으로 국가 경제 발전에도 이바지하게 될 것이다.

돌이켜보면 내가 생각해도 신기한 현상들이 수도 없이 일어났다. 최근엔 돋보기 없이는 텔레비전 자막도 못 보던 63세 여성분이 신묘수를 사용하고 시력이 좋아졌다면서 들뜬 목소리로 전화를 해왔다.

"그런데 사장님, 갑자기 내 피부가 왜 이렇게 깨끗해진 거죠? 발바닥에서 누런 때가 한도 없이 나오더니 발등이 반질반질한 게 윤이 나는 것 같아요."

인체가 하나로 연결되었으니 염증을 일으킨 부위가 치유되는 중일 터였다. 이 여성분은 일석이조(一石二鳥) 이상의 효과를 얻은 듯했다. 자궁 뾰루지 때문에 남모르는 고충을 안고 살던 차에 뾰루지가 없어진 것까진 좋았는데 방귀가 너무 자주 나와 창피해서 못 살겠다는 것이다.

"아무리 참으려고 해도 누가 있건 말건 시도 때도 없이 가스가 나온다니까요."

나는 이것이 매우 좋은 현상이라고 말해주었다. 모세혈관이 돌기 시작하면서 내부 장기에 쌓인 독소가 가스로 배출되어 나오는 건 자연스러운 이치로 판단한 까닭이다. 피부가 좋아졌다, 손발톱의 무좀과 사마귀·종기·검버섯 등이 사라졌다, 소변이나 대변의 양이 많아지고 가스 배출이 활발해졌다는 건 신묘단환을 복용했거나 용액을 써본 이들에게서 가장 흔히 듣는 체험담이기도 하다.

히포크라테스라는 의사가 이런 말을 했다고 한다.

"우리 몸에는 백 명의 명의가 살고 있다."

나는 이 말에 전적으로 공감한다. 몸은 모든 문제를 알고 있다. 주인인 우리가 항상 자기 몸 상태를 살피고 스스로 문제를 찾아낼 수 있다면 병을 예방하고 치유하는 건 일도 아닐 터였다. 인체는 과거부터 현재까지 내부에서 일어나는 모든 문제를 감지할 뿐만 아니라 그에 따른 해결책까지도 이미 알고 있기 때문이다.

내 건강을 지키는 것이
가장 큰 선물

이득수, 66세

나는 겉보기에는 건강한 모습이나 고혈압, 당뇨, 심근경색, 지방간으로 여러 해 병원 문턱을 오르내렸다. 한의원에서 약침을 맞고 한약을 복용했으며, 기타 물리적 요법과 민간요법을 병행하는 등 다방면으로 건강을 위해 노력을 많이 했다.

술을 많이 좋아해서 자주 마시고 주량도 꽤 많아서 내 병은 술로 인한 게 아닌가 생각도 한다. 담도가 폐쇄되어 담즙이 장으로 배출되지 못해 간에 손상을 주어 황달이 왔고 회반죽처럼 희멀건 변을 보기도 했다. 또한 담낭이 두꺼워지는 '담낭비후'로 소화장애를 겪기도 하고 혈액 내 콜레스테롤 증가와 지방간으로 간 수치가 높았다.

우연한 기회에 신묘단을 알게 되어 6개월 이상 복용하면서 내 몸에 이상한 증상이 생겼다는 걸 느꼈으며 그게 좋은 징조임을

질병에서 해방된 사람들

알았다. 그래 이제 확신이 생겨 글을 올리게 되었다.

복용 후 얼마 되지 않아 담배를 피우지 않는데도 입에서 악취가 났다. 그리고 기침을 하거나 가래를 뱉을 때 검은색 이물질이 배출되더니 20여 일 지나자 없어졌다. 또 술을 그렇게 좋아했는데 술이 먹히지 않았으며 새벽 4시면 일어나는 습관 때문에 장시간 운전하거나 늦은 시간에 운전할 때는 졸음이 많이 왔는데 졸음이 오지 않았고 몸의 피곤함도 많이 줄어드는 걸 느꼈다.

처음에는 눈에서 끈적끈적한 고름과 깨알처럼 단단한 분비물이 나왔다. 또 한쪽 엄지손가락 손톱 밑에 가시처럼 껍질이 일어나고 손톱의 각질 막이 일어나 당겼더니 피가 나오는 증상까지 나타났다. 얼마 전부터는 손이 뻐근한 것 같은 현상도 생겼다.

나는 보통 등산이나 자전거 타기 등 유산소운동을 하면서 체력 단련을 해왔다. 그런데 신묘단을 복용한 후 발뒤꿈치가 많이 갈라지고 꺼칠해지기 시작했다. 운동을 많이 하면 땀이 나서 발이 건조하지 않을 텐데 이상하다는 생각이 들었다. 또 발에 무좀이 있어 치료하고는 증상이 괜찮았는데 신묘단을 먹은 후부터 다시 무좀이 생겼다. 모두 명현반응이라고 했다.

예전에 안경을 쓰고 운전도 하고 성경도 보고 했는데 요즘은 안경을 쓰지 않고 생활한다. 시력이 좌는 0.2에서 0.3으로, 우는 0.7에서 0.9로 좋아졌다. 보통 나이 들면서 눈이 노화되는데 나는 거꾸로 시력이 좋아졌고 눈이 맑아졌다. 심근경색약을 반으로 줄여도 심장에 부담이 없고 지방간 수치도 많이 낮아졌다.

이상 신묘단 복용 후 나타난 증상이다. 가족에게는 내 건강을 내가 지키는 것보다 큰 선물이 없을 것이기에 앞으로도 꾸준히 신묘단을 복용할 생각이다.

질병에서 해방된 사람들

염증 제거에 탁월한 신묘단

소망, 67세, 강원도 철원

나는 의료업에 종사한다. 하루에도 수십 명의 고객이 나를 찾는다. 그런데 나의 제일 큰 고민은 흰자위가 노랗게 된 눈이었다. 대면이 필수인 직업의 특성상 고객을 마주하려면 눈 때문에 괜스레 기분이 움츠러들곤 했다.

안과에선 황달은 아니고 지방간 수치가 다소 높다고 했다. 마땅한 치료법도 없이 20년을 넘게 이 상태로 살았다. 다른 일도 아니고 의료업에 몸담고 있으면서 눈이 그러니 고객들이 보기에도 오해할 소지가 다분할 터였다.

작년 늦가을경 김주영 사장이 이런 내 사정을 알고 신묘수를 건넸다. 특별히 날 생각해서 귀한 용액을 됫병으로 선사한 것인데 처음엔 마음만 고맙게 받기로 했다. 검증되지도 않은 용액을 눈에 직접 넣기가 찜찜했기 때문이다.

사실 내 성격이 좀 깐깐한 편이다. 아무리 친한 사이라도 의심나는 건 꼭 짚고 넘어간다. 나를 배려해준 성의를 봐서라도 사용할까 말까 갈등하던 중 이 용액을 써서 눈이 좋아졌다는 사람들 얘길 듣게 되었다. 순간 귀가 솔깃했다.

"그렇게 자신 있으면 전화 통화라도 하게 해주던가."

김 사장은 내가 농담 삼아 던진 말에 주저 없이 전화번호 몇 개를 알려주었다. 몇몇 분과 통화를 해본 결과 그 말이 틀리지 않았음을 알 수 있었다. 결정타는 신묘단 덕에 녹내장이 좋아졌다는 인천의 여성분이었다.

그때가 4개월 전쯤이다. 마음을 결정하고도 하루 세 번 넣으라는 용액을 일단 아침저녁으로 두 번 넣었다.

"이게 뭐지?"

첫날부터 끈적끈적한 느낌의 이물질이 눈에서 흘러나왔다. 티슈로 닦아냈더니 노란색 분비물이 계속 나왔다. 양이 어찌나 많았던지 시야가 뿌옇게 흐려져 낮에는 운전하기가 불가능할 정도였다. 이튿날부터는 자기 전에만 한 번 넣었다. 그렇게 한 달이 지나자 이 용액을 넣어 눈이 망가질지 모른다는 우려는 없어졌다. 오히려 20년 이상 노랗던 눈이 점점 하얗게 변해가는 걸보곤 확신이 생겼다. 3개월까지는 눈에서 이물질이 계속 나왔으나 밤에 잘 때만 넣어서 크게 불편한 걸 느끼지 못했다.

목에서 가래도 많이 나왔다. 김 사장이 코에도 넣어보라고 해서 스프레이로 용액을 분사했다. 신기한 건 그러면서 치통이 가라앉기 시작했다는 점이다. 당뇨 15년 차인 나는 보름이나 20일에 한 번 정도 주기적으로 이가 아팠다. 동네 약국에 가면 약사가 먼저 알고 진통제를 건네주곤 했다. 치통 때문에 일에 집중하기가 힘들어 3시간 간격으로 진통제를 먹어야 했다. 그랬는데 어느 날 갑자기 치통이 사라졌다. 그동안 내가 한 거라곤 신묘수를 점안하고 코에 스프레이를 한 것뿐이었다. 이밖에 생각지도 못했던 증세가 연이어 나타났다.

나는 10년째 전립선 비대증 약을 복용하고 있다. 하루 8시간을 꼬박 생업에 종사해야 하는 처지에 빈번한 화장실 출입으로 곤란한 점이 한둘이 아니었다. 최소 한 시간에 한 번은 화장실에 다녀오고도 속옷을 하루 세 번, 어떤 땐 네다섯 번씩 갈아입곤 했다.

아버님 산소가 강릉인데 장거리 운전이 부담스러워 자주 찾아뵙지도 못했다. 대전 성모병원에서 조직검사를 한 결과 암은 아니라는 진단이 나왔다. 다만 더 커지면 방법이 없으니 전립선을 수술하거나 묶는 시술을 권했으나 겁이 나서 쉬 결정을 내리지 못하던 차였다. 신묘수로 눈과 코가 열린 덕분인지 요즘은 잔뇨감이 많이 개선되었다. 속옷은 하루 한 번만 갈아입는다. 소변도 시원하게 볼 수 있게 되었다.

전에는 밤에 자다가도 요의가 느껴져 평균 다섯 차례는 화장실에 다녀오곤 했는데 지금은 두세 차례로 줄어들었다. 그 덕분에 숙면을 취하는 시간이 길어졌고 몸도 한결 가벼워졌다. 특이한 사실은 매운탕이라든가 코다리찜 같은 매운 음식이 자꾸 당긴다는 점이다. 평소에도 이런 음식을 싫어하진 않았으나 열흘 동안 매운탕을 먹어도 질리지 않으니 신기한 일이다.

귀에선 간혹 쿵쿵 심장 뛰는 소리가 들렸었다. 병원에선 이석증은 아니라는데 밤에 잠을 잘 수 없을 정도로 힘들었다. 신묘단 용액을 사용한 지 보름가량 지나자 귀에서 소리가 들리는 횟수와 강도가 훨씬 줄어들었다. 이 모든 걸 종합해보면 신묘수가 염증 제거에 탁월한 효능을 발휘하는 것만은 분명하다는 얘기다.

용액을 사용한 지 5개월째.

그전까지 불편을 느꼈던 여러 가지 증세가 많이 좋아진 지금은 일주일에 두 번 정도 넣고 있다. 대개 우리 나이쯤 되면 돋보기를 쓰고 글을 읽는다. 책 보는 시간이 길어질수록 눈이 침침

질병에서 해방된 사람들

하기 마련이다. 용액을 점안한 뒤론 눈이 맑아진 기분이 들면서 책 보기가 훨씬 수월해졌다.

가장 큰 변화는 피로를 잘 느끼지 못한다는 점이다. 전에는 오전 근무를 마치면 너무 피곤한 탓에 점심시간을 이용해 30분에서 1시간 정도 낮잠을 자곤 했다. 지금은 낮잠을 전혀 안 잔다. 밤에는 잠이 잘 오고 아침 기상 시간도 한 시간 앞당겨졌다. 당뇨도 조절이 잘되고 있다.

이 귀한 용액이 세상에 널리 알려져 더 많은 사람에게 희망이 되기를 고대해본다.

인생의 전환점이 된
메니에르병(어지럼증) 완치

새생명, 경기도 양주

작년 9월 초에 갑자기 쓰러져 병원에 2주를 입원했다. 이석증이나 메니에르병을 앓으신 분들은 이게 얼마나 고통스러운지 알 것이다. 아무것도 할 수 없었다. 토하고 기억도 없고…. 생활을 할 수 있는 상황이 아니었다. 달팽이관에 이상이 생긴 거라고 했다. 난청도 왔다 가고. 주원인은 스트레스라고 했다. 2014년 5월 16일까지 병원과 직장을 오가며 온갖 검사를 다 받고 투병 생활을 했다. 그러다 보니 직장생활에도 위기가 왔다.

관련 검사는 다 받아보았지만 일시적 치료 외에는 별 진전이 없었다. 그러던 중 지인이 여러 번 신묘단을 권유했다. 건강식품이 어떻게 병을 고친다는 거지 싶어 많이 고민했다. 또 경제적으로도 부담이 가지 않을 수 없었다. 건강식품은 뭐든 장기 복용을 해야 하니까.

질병에서 해방된 사람들

그러던 중 사장님과 5월 17일 면담하면서 회복할 수 있다, 충분히 나을 수 있다는 확신에 찬 말씀에 용기를 얻어 신묘단을 복용하기 시작했다.

복용 하루 만에 입이 엄청 쓰고 침이 너무 짰다. 빵을 먹으니 짜서 도저히 먹을 수 없었다. 깜짝 놀라서 사장님에게 전화를 드렸더니 내가 평소에 음식을 짜게 먹어서 치료를 하는 거라고 하셨다. 빵이 짜다니 기이한 일이었다. 약 한 달 동안 빵을 잘 못 먹었다. 너무 좋아하는데도 짜서 먹을 수 없었다. 사장님은 신묘단이 신경계를 통해 치유하는 거라고 말씀하셨다.

복용 일주일쯤 되었을 때 아랫배와 옆구리가 아팠다. 장이 뒤틀리듯이 아파서 이틀 동안 무지 앓았다. 제왕절개를 했을 때와 증상이 똑같았다. 사장님이 식품을 먹으면 낫는 과정에서 옛날에 아팠던 것들이 다 한 번씩 온다고 했기에 아픈 와중에도 너무 신기했다. 눈에서 돌이 나오고 눈곱이 많이 생겼는데 눈이 좋아지려고 그러는 거라 하셨다. 어쨌든 인공눈물을 자주 넣었다.

3주쯤 되니 3~4일 정도 위가 너무 아팠다. 어릴 때 급체도 잘하고 위경련을 많이 앓았는데, 소리도 못 지를 정도로 통증이 심했다. 진통제를 먹으면 치료가 더뎌진다고 하여 참았다. 너무 아프면 먹으라 했지만 이를 악물고 견뎠다. 그 고통을 아는 분들은 알 것이다. 나는 빨리 낫고 싶어서 노력했다. 어지럼증 약도 복용하지 않고 오로지 신묘단만 먹었다. 얼마 후엔 오른쪽 귀가 헐기 시작했다. 바로 달팽이관에서 이상이 있는 곳이었다. 가렵고 보기 흉하도록 귀가 엉망이 되었다.

한 달 보름 정도 지난 후 얼굴에 화색이 돌기 시작했다. 피로도 없어지고 삶에 원동력이 생겼다. 만나는 분들마다 얼굴이 좋아졌다고 한마디씩 했다. 신묘단의 위력이었다.

어지러움이 없어지니 활동하기가 너무 편했다. 이때부턴 일상생활을 무리 없이 해냈다. 일단 직장에서 편안했다. 직장에서는 내가 너무 아파하니 언제 쓰러져 다칠지 모른다며 헬멧을 쓰고 다니라고까지 했다. 그 정도로 많이 불편한 상황이었는데 내가 활개를 치고 다니니 모두 놀랐다.

신묘단을 복용한 지 어느덧 7개월째. 요즘은 삶이 너무 행복하다. 건강을 잃었다 다시 찾고 나니 감사함이 더 크다. 신묘단을 복용하면서 몸에는 너무 많은 증상이 일어났다. 복용한 지 3일쯤 되었을 때 심장 위로 혹도 났었다.

4개월쯤 되어서 짜보았더니 청국장 냄새가 나는 비지가 나왔다. 몸에 잠재되어 있던 나쁜 균이 나온 거라고 했다. 갱년기 증상도 있었다. 체온 조절이 잘 안 되어 손이 뜨겁고 발뒤꿈치가

질병에서 해방된 사람들

갈라지고 열이 나면서 아팠다. 비가 오려고 하면 저려서 잠을 못 자고 기상대 역할을 할 정도로 아팠던 다리. 과거에 교통사고가 나서 어깨가 자주 아프고 뭉쳤던 곳들이 서서히 안 아프기 시작했다.

복용 후 석 달쯤 돼서는 명현반응이 사라졌다. 정말 기가 막혔다. 그리고 갑자기 자궁에서 뜨끈한 것이 나왔는데 냉이었다. 사타구니에서 시작된 자그마한 가래톳 같은 것들이 혈관을 타고 온몸에 반점처럼 생겼다. 자궁에서는 잠시 이상한 냄새도 났다. 왼쪽 네 번째 손가락 등 끝부분이 살짝 찢어졌는데 사장님은 내 몸의 신경세포 줄기로 식품의 효능이 구석구석 파고들어 나쁜 균들을 고치는 중이라고 하셨다.

신묘단을 복용하면서 너무도 신기한 일들이 벌어졌다. 어지럼증도 나아져 여행을 다니기 시작했다. 등산도 다니고 친구들도 만나고 일상생활을 무리 없이 잘해내고 있다. 신묘단은 항생제가 들어간 게 아니고 순수한 식물로 만든 식품인데 효력이 정말 대단하다. 어지러움이 사라지니 생활에 활력을 많이 받는다.

코에서도 염증이 나왔다. 콧물도 나오고 입에서 냄새도 나고 심한 몸살도 앓았다. 뇌에 있는 균들을 빼내는 거라고 했다. 정말 신기신기할 뿐! 원형탈모도 있었는데 복용한 지 7개월 만에 머리가 자라나고 있다.

사실 나는 어지럼증 말고도 걸어다니는 종합병원이었다. 신묘단을 복용함으로써 내 몸속 깊이 자리 잡고 있던 나쁜 균들을 제거해 뇌도 고치고 자궁도 고치고. 체력이 많이 떨어져 피로 때문에 힘들었는데 두 달 만에 좋아졌다. 심장이 약해서 잘 걷지도 못했는데 이제는 날아다닌다.

옆에서 일하는 분들이 인간이 되었단다. 지금은 눈의 변화도 오고 있다. 이것을 복용하지 않으신 분들은 알 수 없을 것이다. 메니에르병 때문에 좋은 식품을 만나서 많은 것을 고쳤다. 너무도 신비하고 신기해서 혼자만 알기가 너무 벅차 다 같이 공유해 보고자 글을 올린다. 올 한 해 신묘단을 만나 제2의 인생 전환점이 되었다.

　　　　　　　　　　　　　　질병에서 해방된 사람들

산삼 이상의 건강식품

박진열, 41세, 서울 수유동

신묘단을 2개월 정도 복용하고 글을 올린다. 집사람이 잘 체하는 체질인지는 모르겠으나 너무 자주 체해서 이 병원 저 병원 안 가본 병원 없이 많이 다녔다. 그 과정에서 병원비도 많이 나갔다.

종합병원 가면 내시경에 갖은 검사를 다 하고 좋다는 약을 복용했다. 한의원 가면 몸이 허하다고 해서 보약도 먹어봤다. 그런데도 체기가 나아질 기미가 보이지 않아서 정말 답답한 심정이었다. 정말 체기만 치료된다면 무슨 짓이든 못 할 게 없다고 생각할 정도였다.

그러던 중 지인이 신묘단 얘기를 했다. 처음엔 믿지 않았는데 신묘단을 먹는 지인의 몸 상태가 호전되는 게 보였다. 그래서 에라, 모르겠다. 눈 딱 감고 신묘단을 구매해서 먹기 시작했는데 희한하게 일주일 정도 지나니까 체기가 없어졌다.

거의 매일 같이 체하던 사람이 지금까지 체한 것을 못 봤다. 중간에 몇 가지 명현반응은 있었다. 심한 몸살기도 있었고 많이 피곤하기도 했지만 목표는 체증을 치료하는 거라 꾸준히 먹은 결과 현재까지 체기는 거의 없다. 그래서 신묘단을 보면서 가끔 속으로 생각한다. "정말 신기하고 묘하구나."

집사람의 신묘단 복용 후기를 올리고 난 이후 나도 신묘단을 복용하기 시작했다. 사실 처음 구입해서 2주 정도 먹고 나서 몸살기를 두 번 정도 겪은 이후 딱히 별다른 반응이 없길래 먹지 않았다. 건강한 사람은 잘 나타나지 않는다고 했기 때문이다.

가족 건강이 하도 걱정돼서 큰맘 먹고 거금을 투자했는데 시간이 갈수록 얼굴 혈색이 좋아지는 게 확연히 눈에 보였다. 그래서 지금은 나도 복용하는데 확실히 달라진 게 하나 있다. 바로 그것 때문에 이렇게 글로써 신묘단 사장님께 감사 인사 드린다.

나는 술자리 회식이 있는 날은 다음 날 못 일어날 정도로 만신창이가 된다. 줄곧 그래 왔다. 그런데 신묘단을 먹은 뒤 술이 떡이 되도록 마셔도 숙취가 거의 없었다. 정말 신기할 정도였다.

질병에서 해방된 사람들

이런 반응은 나 혼자 느끼는 게 아니고 신묘단을 먹는 우리 가족 모두 공통으로 느끼는 것이다. 신묘단은 우리 가족한테는 산삼 이상의 건강식품으로 통한다.

평생을 안고 살아온 비염

손병일, 70세, 경남 밀양

나는 50년간 기(氣) 파동과학을 연구해왔다. 그 결과 자기(磁氣) 체질건강법을 통한 체질 감지 및 모든 물질의 고유한 입자와 파동에너지 수치를 감지하는 초감각적 지각능력(PSI)를 지니게 되었다.

김주영 선생의 신묘수에 관심을 갖게 된 건 현대인의 건강한 삶을 탐구하는 나의 과학적 연구와 선생의 이론이 상당 부분 일치했기 때문이다. 여기에 내가 고질병으로 안고 살아온 증세가 단 2개월 만에 호전되는 걸 경험하곤 용액의 효능에 감탄하지 않을 수 없었다.

나는 고등학교 때부터 만성비염을 앓았다. 고3 때는 비염 수술을 하고 또 몇 년 뒤에 축농증 수술까지 했으나 완치되지 않아서 평생 이 병을 안고 살았다. 그러다 올 초 우연히 여러 사람과 함께 각자 아이템을 가지고 대담하는 자리에서 김주영 선생을 만났다. 선생은 신묘수라는 용액을 들고 나왔는데 이야기를 들으면 들을수록 호기심이 생겼다. 그런 이유로 모임이 끝난 후 선생을 따로 만나 대화를 청했다.

"코에 이상이 있다고 코만 생각하는 건 오산입니다. 인간의 몸은 다 하나로 연결되어 있는데 한 부분만 고치려고 들면 더 많은 걸 놓치게 되죠."

커피숍에 단둘이 마주앉아 비염이 있다고 얘기했더니 곧바로 돌아온 대답이었다. 비염만 치료해선 안 되고 근본적으로 염증 치료를 해야 한다. 코는 폐활량을 좌우하기 때문에 만병의 근원이 된다. 후비루를 열어줘야 병의 근원이 되는 염증을 뿌리 뽑을 수 있다는 선생의 주장에 나는 전적으로 공감했다.

선생은 그 자리에서 나에게 신묘수 두 병을 선물했다. 처음엔 이 용액을 눈에만 넣었다. 선생이 미리 얘기한 대로 눈곱이 심하게 끼고 눈이 충혈되는 증세가 있었다. 그러다 시간이 지나면서 차차 눈곱이 줄어들고 충혈된 눈이 정상으로 돌아왔다.

눈에 넣은 용액이 비염을 호전시키는 역할을 한다는 걸 알았을 땐 '야, 이것 봐라' 하는 생각이 들었다. 코 풀기가 한결 수월해지고 시원한 느낌이 드는 것이었다. 그전엔 코를 자주 풀어도 답답한 증세가 남았는데 날이 갈수록 그런 증세는 사라지고 몸이 가벼워지는 느낌이 들었다.

지금은 용액을 코에 분사하고 있다. 제일 좋은 게 숨쉬기가 편하다는 것이다. 달리기를 해도 숨이 차지 않아서 좋다. 잠자고 나면 가래나 농이 담에 섞여 많이 나오곤 했는데 지금은 훨씬 적게 나온다.

평소에 콧소리가 많이 나고 운동이나 등산을 하면 일찍 지쳐서 우울감이 커지곤 했다. 지금은 컨디션이 많이 좋아져 산에도 자주 다닌다. 다른 사람들은 여러 가지 호전반응을 겪는다는데 내 경우는 별다른 반응 없이 증세가 호전되었다. 기파동 개발사로서 내가 가진 세계 유일의 능력이 있다. 어떤 물질이 가진 에너지의 기운을 감지하고 체질적으로 맞는지 안 맞는지 판별하는 것이다. 신묘수는 내 체질에 정확히 들어맞아 호전반응을 겪지 않고도 증상이 개선된 것으로 설명할 수 있다.

아끼는 후배 중 황반변성으로 고생하는 친구가 있다. 그에게도 용액을 나눠줬더니 한 달도 안 돼서 많이 좋아졌다고 무척 고마워한다. 언젠가는 내 연구 성과와 김 선생의 귀한 능력이 합쳐져 신묘수가 검증된 의약품으로 세상에 알려질 기회가 오기를 소망한다.

아토피가 낫고 있어 행복하다

나는 아토피 때문에 세상에서 제일 맛있는 아이스크림과 과자, 라면 같은 게 먹고 싶어도 먹지 못했다. 먹고 나면 새벽에 팔, 다리 등 접히는 부분이 피투성이가 되기 때문이다. 특히 장마철 등 계절이 바뀔 때나 몹시 건조할 때 또는 비 오기 전날은 팔, 다리와 접히는 모든 부분이 가려워 고생했다.

그러던 중 어머니가 고려신묘단이란 식품을 가져와 먹게 되었는데 내게는 정말 고맙고 감사한 식품이다! 신기하게도 머릿속에서 회색빛의 벌레 같은 때가 나왔다. 처음에는 무섭고 징그러웠는데…. 노폐물이라고 엄마가 말해줬다. 한 15일 정도는 계속 나오다가 양이 줄었지만 아침저녁으로 씻었다. 벌레 같아서….

지금은 이물질이 나오지 않고 먹고 싶을 때 아이스크림을 먹을 수 있어 행복하고 특히 옷에 핏자국이 없어 진짜 좋다. 3개

4장 우리 몸에는 백 명의 의사가 살고 있다　　　　　243

월째 먹고 있는데 2개월째 되는 10월에는 잠이 어떻게 오는지 학교 끝나고 학원도 못 가고 8일을 11시간 정도 잠만 잤다. 그 후 몸이 많이 가벼워졌다. 요즘은 컨디션이 좋다. 공부할 때 짜증도 안 나고 친구들이 얼굴 표정이 밝아졌다고 해서 행복하다.

질병에서 해방된 사람들

어떤 약으로도
개선되지 않던 증세가
사라졌다

안정옥

초등학교 이후 아토피 때문에 몇십 년을 고생하다 지인의 소개로 약 6개월간 신묘단을 복용했다. 아토피는 가려워서 잠도 잘 못 자고, 아는 분은 잘 아시겠지만 정말 사회생활이 힘들 정도로 고통스럽다. 항상 신경질적이고 스트레스를 많이 받아서 주위 사람들도 여간 힘든 게 아니다.

처음 신묘단을 복용하기 전에는 반신반의했는데 온갖 약을 다 써봐도 효과를 보지 못해서 마지막이라 생각하고 꾸준히 먹기 시작했다. 복용하고 얼마 지난 후 온몸에 알레르기 같은 것이 올라왔는데, 가렵지는 않았다. 그런데 김주영 사장님이 체질이 바뀌면서 몸속의 독소가 올라와서 그렇다고 했다. 그렇게 꾸준히 먹으면서 치료한 게 벌써 6개월이 흘렀다.

지금은 완치라 할 수 있을 만치 깨끗해졌다. 겨울이면 매번 감기를 달고 살았는데 티 하나만 걸치고 다녀도 감기에 안 걸린다. 오히려 요즘 힘이 넘친다. 주위 사람들이 어떻게 고쳤냐며 다들 신기해한다. 나처럼 고생하는 분들이 더는 없었으면 하는 바람에서 몇 자 적어봤다. 요즘은 정말 새 삶을 사는 것 같다.

질병에서 해방된 사람들

어느 날 문득
'괜찮다'는 느낌이 왔다

김지혜

작년에 아토피가 너무 심하게 와서 병원에 며칠 입원한 뒤 아버지가 아토피에 좋다고 먹어보라고 해서 신묘단을 먹기 시작했다. 좋다니 먹긴 했는데 갑자기 팔 안쪽 부분이 빨갛게 일어났다. 명현현상이려니 하고 며칠 더 먹었더니 가라앉았다. 최근엔 몇 달간 아토피가 안 일어나고 간지럽지도 않았다.

이걸 먹고 얼마 안 되었을 때 생긴 일이다. 전에는 이틀에 한 번 머리를 감아도 멀쩡했는데 신묘단을 먹은 뒤로는 어떤 샴푸를 써도 하루 만에 머리가 떡이 졌다. 엘라스틴, 팬틴, 케라시스, 미쟝센, 도브, 미샤 등등 어떤 걸 써도 그랬다. 심할 때는 아침에 감았는데 저녁나절에 머리가 떡 진 느낌에 간질간질했다. 목욕하면서 때 미는 것도 일주일에 한 번만 했는데, 이틀 만에 간지럽고 때 낀 느낌이 들어서 밀어보면 그저께 까맣게 밀린 때는 뭔지 금방 또 때가 민망스럽게 밀려나왔다.

4장 우리 몸에는 백 명의 의사가 살고 있다

이상하다 싶었는데 나중에 알고 보니 이것이 다 신묘단 먹고 몸에서 노폐물이 빠져나가는 현상 때문에 그런 거라고 했다. 그래서 그런지 병원에서 치료하면서 스테로이드 약 바른 부위가 (그땐 너무 심해서 빨리 낫게 하려면 어쩔 수 없었지만) 겉으로 보기에는 그렇지 않은데 뱀 비늘 같은 느낌이 나면서 안에서 당기고 여름에 목에서 땀이 나도 비늘에 땀이 찬 것 같은 게 내 피부가 아닌 것처럼 느껴졌다.

그런데 어느 날 문득, '괜찮다'는 느낌이 들었다. 어떻게 고칠 방법도 없고 가끔 의식하면 느껴지는 이질감에 우울해졌는데 이젠 내 피부 느낌이 난다.

하나 더 추가하면 몇 년 전 전기로 쬐어서 종아리에 거미줄 무늬가 정말 심하게 생겼다. 깜짝 놀라 인터넷 검색을 해보니 열성홍반이라는 저온화상이라고 했다. 병원 가도 스테로이드 약만 처방해주었는데 효과가 없었다. 네이버 지식인에 찾아보았더니 자연적으로 낫기도 하지만 안 나을 때도 있다고 했다.

작년 여름까지도 너무 심해서 긴 바지만 입고 다녔는데 겨울쯤 해서 보니 색이 많이 흐려졌다. 몇 년간 차도가 없던 증세가 알아서 좋아졌을 리는 없으니 피부가 깨끗해질 때까지 신묘단을 꾸준히 먹어보려고 한다.

질병에서 해방된 사람들

학교 선생님이 권해준 신묘단

신묘단을 복용한 지 7개월 정도 되었다. 신묘단을 처음 먹은 것은 고3 때로 대학입시를 위해 공부를 많이 해야 했다. 그런데 2학기 들어 수시 원서를 넣기 시작할 때쯤 문제가 생겼다. 아토피가 극도로 심해진 것이다.

어느 정도였냐면 아침에 일어나서 눈을 뜨려고 하면 아토피에서 나온 진물인지 모르지만 노란색 진액이 굳어서 눈이 안 떠졌다. 진물이 계속 나와서 얼굴의 반 이상이 진물로 뒤덮일 정도고 특히 코밑은 걸레짝이나 마찬가지였다. 그걸 그냥 손으로 떼면 살이 뜯겨 나가면서 피가 났다. 그 정도로 아토피가 갑자기 심해졌었다. 대한민국 고3에게 말이다. 그래도 출석은 해야 했으니까 학교는 꾸준히 나갔다.

학교에 가도 책상에 얼굴을 묻고 자거나 잠이 안 와도 얼굴을

4장 우리 몸에는 백 명의 의사가 살고 있다

가리고 있었다. 얼굴을 친구들한테 보이기 싫었기 때문이다. 그러던 어느 날 중학교 때 선생님이 오셔서 신묘단을 권해주셨다. 이런저런 이야기도 많이 해주셔서 믿고 먹기 시작했다.

처음 며칠은 솔직히 아토피가 너무 심해서 치료가 되는지 안 되는지 몰랐는데 일주일이 지났을 때 확실히 다르다는 걸 느꼈다. 누가 보아도 딱 알아챌 정도로 아토피가 개선되고 있었다. 그 정도만으로도 충분히 신묘단의 효과를 보았다고 생각했는데 2주일 지났을 때쯤엔 아토피가 상당히, 아주아주 많이 피부에서 없어져 정말 기뻤다. 신묘단은 정말 좋은 것 같다. 그런데 효과에 비해 별로 알려지지 않은 것 같아서 조금 마음이 그렇다.

접촉성 표기증^(만성 알레르기)이
잡히고 있다

정다연, 37세

31세에 첫아이를 임신하고 알레르기가 생겼다. 아기를 낳고 처음에는 심하지 않아 가까운 의원에서 알레르기 약을 먹었는데 완전히 낫지 않았을뿐더러 점점 심해지고 가려워 밤에 잠을 제대로 자지 못할 지경이었다. 그래서 전문 피부과를 찾아가 2년 동안 약을 복용했는데, 먹을 때뿐이고 나중에는 약발도 안 받았다.

나이를 먹으면 없어질 수도 있고 체질이 바뀌면 없어질 수도 있다고 하는 피부과 의사의 말을 들으니 기가 막히고 코가 막혀서 한숨만 나왔다. 그러던 중 지인의 소개로 고려신묘단을 먹게 되었는데, 일주일쯤 됐나? 알레르기가 조금 가라앉았다. 한 달쯤 먹고 나니 알레르기 범위가 조금 작아졌다. 처음에는 조금 어지럽고 몸이 가라앉는 느낌이 나고 피곤한 것 같았다.

그래도 아토피가 낫는다는 소리를 듣고 지푸라기라도 잡는 심정으로 하루도 빠짐없이 50알씩 꾸준히 먹었다. 긁느라고 잠을 못 잘 정도로 너무 심했는데, 어느 날부터 긁지 않고도 잘 수 있었다. 지금은 석 달째 먹고 있는데, 두드러기도 작아지고 온몸에 돋아나던 게 부분부분 조금씩밖에 안 나오고 점점 줄어들고 있다.

　　　　　　　　　　　　　　　　　　　질병에서 해방된 사람들

혈색이 몰라보게 좋아졌다

김현규

나는 직장암 수술 후 암세포가 간으로 전이되어 간 수술을 받았고, 또 폐로 전이되어 폐 절제 수술을 받는 등 큰 수술을 세 번이나 받았다. 주변 분들의 권유에 따라 주나식품의 고려신묘단을 5개월째 복용하고 있는데 그분들 말대로 3개월이 되니까 용변을 평상시보다 많은 양을 1주일 정도 본 후 속이 편안해지는 걸 느꼈다.

4개월 복용하니 안경을 안 쓰면 보지 못했던 신문을 보게 되어 시력이 좋아지고 있음을 느끼고 있다. 그리고 없던 머리가 나이 60에 다시 나니 정말 신기하다.

병원에 자주 가서 혈액을 체크하는데 콜레스테롤이 많이 낮아졌다. 주변에서 혈색이 좋아 암 환자 같지 않다는 이야기를 많이 들어 기분이 좋고 새로 사는 기분이 든다. 모든 변화를 볼 때

이것이 정말 신기하다는 말뿐 뭐라 표현할 말이 없다. 주나식품 대표님 정말 고맙고, 많이 홍보하여 나 같은 환자 기쁘게 해주시길….

간경화가 호전되었다

김석환

고려신묘단을 4개월 복용한 사람으로서 증상과 호전된 사항을 몇 가지 적어볼까 한다. 6개월 전쯤 서울의 대학병원에서 간 수치가 180~210까지 올라 지방간이 간경화로 진행되는 과정에 있다는 진단과 함께 B형 간염을 치료하던 중 주변에서 추천한 고려신묘단을 먹기 시작했다.

1개월 후부터 몸에 여러 가지 변화가 생겼다. 지방간이 없어지고 간 수치가 떨어지고 B형 간염은 항체가 생겨 더는 치료하지 않고 있다. 또한 몸 전체가 조금씩 좋아지면서 잠을 충분히 푹 자게 되고, 식사량이 평상시의 2배 정도로 늘어났다. 그밖에 눈이 맑아지는 걸 느꼈으며 탈모 현상이 없어지고 신경통도 없어졌다. 진짜 묘한 고려신묘단!

B형 간염 치료를 위해

노대성

20년 전 B형 간염 보균자라는 것을 알게 되었다. 그 이후 얼마 전까지 B형 간염 항체를 형성시키기 위해 간에 좋다는 것은 이것저것 다 먹어봤는데(녹즙, 화수분, 붕어-다슬기 엑기스, 굼벵이, 지렁이 분말·환 등) 간염 수치(GOT, GPT)만 떨어졌을 뿐 항체는 형성되지 않아서 체념하고 지내왔다.

우연히 고려신묘단을 복용하고 효과를 보았다는 지인의 권유에 따라 신묘단을 복용한 지 한 달 정도 지났다. 복용 후 좋아진 것은 시력이 나빠서 안경 없이는 야간 운전을 할 수 없었고, 텔레비전 자막을 볼 수 없었는데 안경 없이도 어느 정도 운전할수 있고 볼 수 있다는 점이다.

『동의보감』에 나오는 목속간(目屬肝)이라는 말은 눈은 간이돌보고 보충해준다는 뜻이라고 한다.

질병에서 해방된 사람들

눈이 빛나고 맑고 깨끗해지는 힘은 전적으로 간의 힘에서 나온다는 것이라고 할 수 있다. 앞으로 신경 써서 꾸준히 복용해 보려고 한다.

아버지의 간 수치가
정상으로 돌아왔다

박동걸, 경북 경산

　우리 가족 모두 신묘단을 이용한 지 7개월 정도 됐다. 아버지는 평소에 술을 많이 드셔서 간 수치가 GTP 200 이상으로 정상 수치를 훨씬 벗어난 정도였으나 신묘단을 몇 달간 복용한 후 간 검사 결과 정상값으로 돌아왔다. 어머니는 머리에 벌레가 기어가는 듯한 고통을 느낄 정도로 두통이 심했는데 많이 호전되었다.

　나도 꾸준히 복용하고 있는데 백반증에는 아직 효과를 느끼진 못했으나 백반증 자체가 장기간 치료해야 나아지는 병이라 계속 복용하고 있다. 지금은 눈 건강에 아주 도움이 된다고 느끼고 있다. 평소 안구건조증이 있어서 책이나 컴퓨터를 잠시만 봐도 눈이 피곤하고 건조했는데 장시간 책상 앞에 있어도 눈이 피로한지 모르겠다.

알레르기성 비염·결막염에도
신묘단

김경화

처음 친정엄마를 통해 신묘단을 알게 되었다. 엄마는 여러 가지 질병으로 고통받고 있었는데 올여름 휴가 때 친정에 가보니 얼굴이 많이 좋아져 있었다. 이유를 물어보니 신묘단을 먹고 몸이 많이 편안해졌다면서 '너도 한 번 먹어보라'고 하셨다.

나는 잘 들어보지 못한 식품이라 좀 꺼려져 선뜻 먹겠다는 말을 안 했다. 하지만 눈이 좋아진 아빠를 보고는 먹어보고 싶어졌다. 나는 아빠 체질을 닮아서인지 알레르기성 비염도 심하고 눈이 자주 피곤해서 조금만 자극이 오면 눈을 뜨기가 힘들곤 했다. 소량의 파, 양파 등을 썰어도 눈을 감고 해야만 했고 눈에 대한 병이 잘 오는 편이다. 알레르기로 인한 결막염으로 한 달 이상 고생한 적도 많았다.

신묘단을 먹은 지 10일쯤 되니 눈곱이 심하게 끼고 사물이 흐릿하게 보였다. 순간 잘못된 건 아닐까 하는 생각이 들어 엄마에게 전화했더니 호전반응이라고 했다. 한 달 정도 먹으니 눈곱 끼는 현상은 없어지고 알레르기성 결막염으로 고생하는 횟수가 많이 줄어들었다. 알레르기 약 없인 잠을 편히 자지 못했는데 지금은 약을 먹지 않아도 참을 수 있을 만큼 상태가 좋아졌다. 비염에도 효과가 큰 것 같다.

그리고 생각지도 않았는데 생리통도 없어졌다. 정말 좋은, 식품이 아닌 명약 같다. 원래 알레르기는 완쾌되는 것이 아닌 병으로 알고 있었는데 신묘단을 먹는 나는 왠지 완쾌될 것 같다. 점점 좋아지고 있기 때문이다.

노란 눈이 개선되고
시력이 회복되었다

이성현, 50대 후반, 강원도 철원

평소 지병 없이 건강했는데 한 1년 전부터 눈의 하얀 부분이 황색이 되면서 시력이 나빠지기 시작했다. 유명한 안과에서 검사 결과 별 이상이 없다는 진단을 받았다. 그런 줄 알고 생활했지만 밖에 나가면 눈이 왜 그렇게 노랗냐고 만나는 사람마다 말해서 스트레스를 많이 받았다. 시력이 계속 떨어지는 걸 느끼고 고민하던 중 신묘단을 복용하기 시작했다.

처음에는 80알씩 복용했다. 복용한 지 5일 만에 심한 몸살이 찾아왔다. 오한과 뼈마디 통증이 심했지만 병원에 안 가고 버텼다. 한 3~4일 지나니 몸살 증상이 저절로 없어졌다. 몸살 기간에는 60알을 복용했다. 복용 한 달 만에 이상한 체험을 했다. 밤에 잠을 자다가 이불이 코를 덮는 느낌이 와서 깨어보면 아무 일도 없었는데 3일 동안 그랬다.

복용 2개월쯤 되는 어느 날 갑자기 소변량이 많아졌다. 낮에는 8~10분마다 소변을 봤다. 소변 줄기를 끊지 못할 정도로 많은 양을 한 일주일 봤다. 하지만 밤에는 소변을 평상시와 똑같이 보았다.

도저히 이해가 안 갔다. 조화도 이런 조화가 있을까? 소변 중량을 생각하면 한 30~40kg 정도는 되는 것 같았다. 그런데 목도 안 마르고 컨디션도 좋았다. 체중도 그대로였으니 참 신기했다.

복용 4개월째는 눈에서 눈물이 나고 눈이 충혈이 되고 눈곱이 자주 꼈다. 그러다가 어느 날 한쪽 눈이 뜨끔하더니 뜰 수도 없이 아파왔다. 눈에서 뭔가 나오는 것을 느끼고 닦아서 환한 데서 보니 반투명한 돌가루인지 석회가루인지 확인이 안 되는 가루였다. 그 후로 눈이 하얘지면서 시력이 나날이 좋아지는 것을 느꼈다. 노란 눈이 정상으로 돌아오고 신호등도 잘 보이니 살맛이 난다.

안구건조증에 효과를 보았다

김은숙

3년 전쯤부터 오른쪽 시력이 떨어지는 걸 느꼈다. 사물이 겹쳐 보이고 흔들림이 있어 신경이 많이 쓰였다. 의정부에 있는 병원의 안과를 찾아가 진료를 받아보았으나 시원한 답은 듣지 못하고 안구건조증이라는 진단을 받았다.

시력이 왼쪽은 1.5, 오른쪽은 1.2가 되면서 사물이 겹쳐 보이는 현상 때문에 힘들었는데 친척의 권유로 고려신묘단을 먹게 되었다. 복용 후 2개월이 지나면서 눈이 맑아지는 걸 느꼈다. 복용 도중 오른쪽 눈에 무언가 쏘는 듯한 증상이 지나간 뒤에는 눈이 맑아지고 겹치는 부분이 줄어들었다. 4개월이 지난 지금도 열흘에 한 번 정도 쏘는 듯한 느낌이 들고 신기할 정도로 불편한 증상이 약 70%는 없어진 것 같다.

저와 같은 증상이 있는 분들에게 적극 추천한다.

청정지역에서 탄생한
신묘단의 호전반응

최봉찬, 강원도 철원

운동으로 다져진 건강체인데 자주 다리에 쥐가 나서 걸음을 못 걷고 한참 지난 후 걸을 수 있었다. 철원에서는 신묘단을 모르는 사람이 거의 없을 정도라서 6월 중순부터 1일 2회 60~80알 정도 복용했는데 1개월 보름 만에 쥐가 나는 증상이 차차 줄어들었다. 양반 자세로 오래 앉아 있지를 못해 자주 자세를 바꾸거나 놀다가도 오래 앉아 있으면 다리가 아파서 일어서지도 못했는데 그 증상도 나았다.

술을 좋아해서인지 매일 몸이 개운치 않았는데 술을 마셔도 피로감 없이 몸이 개운해지는 현상이 나타났다. 애주가들이 그렇듯이 짠 것, 매운 것을 즐겨 먹었는데 신묘단을 복용하면서 점차 짜고 매운 음식이 싫어져 요즘은 그렇게 좋아하던 젓갈도 잘 먹지 않는다. 신묘단은 짜고 매운 것을 덜 먹게 해서 건강을 지켜준다고 한다.

위궤양으로 병원에 입원도 했지만 지금은 아주 편해졌다. 신묘단을 먹은 후부터는 전날 술을 많이 마셔도 나만의 노하우가 있다. 술에 취해 집에 오면 문은 안 잠그고 자도 신묘단은 꼭 먹고 자서인지 다음 날도 거뜬하게 일을 잘할 수 있어서 좋다.

신묘단을 복용하고 2개월쯤 지나니 몸이 가렵고 머리를 감았는데도 머리에 기름이 낀 것 같아서 머리를 여러 번 헹구어도 물은 뿌옇게 흐려졌다. 또 나도 모르게 자주 눈에 손이 가더니 돌 같은 좁쌀 크기의 석회가 나오기도 하고, 방귀도 얼마나 자주 나오는지 그 소리도 무척 컸다. 5개월이 지난 지금은 그 증상이 없어지고 밥맛이 왜 그리 좋은지 모르겠다.

내가 먹고 보니 좋은 것 같아서 친구 부인이 수술한 후라는 얘기를 듣고 신묘단을 권했다. 복용 후 3개월쯤 되니 몸에 좁쌀 같은 것이 생겨 가렵다고 해서 김주영 사장님에게 물어봤다. 몸에 있는 독소가 빠져나오는 거라는 말을 듣고 계속 복용하라고 했더니 지금은 괜찮다고 했다.

엄마를 웃게 해준 신묘단

박성미

친정엄마 이야기를 하려고 한다. 우리 엄마는 건강에 문제가 많았다. 근본적으로 몸이 약하고 여러 가지 지병으로 생활에서 불편함이 한두 가지가 아니었다. 무릎, 허리, 어깨가 아파서 진통제 없이는 일상적인 생활도 불가능했다. 진통제 양도 엄청났다. 엄마가 지금 70대이신데 진통제를 드시기 시작한 지 15년 정도 된다.

처음에는 한두 알 정도로 효과를 보시더니 시간이 갈수록 진통제는 늘어만 갔다. 진통제 없이는 아무것도 할 수 없었다. 이름도 알 수 없는 진통제를 한 주먹씩 드시는 걸 보면 언제나 마음이 아팠다.

그러던 중 학부모 모임에 참석했다가 고려신묘단이란 건강식품을 알게 되었다. 평소 친정엄마의 건강 때문에 애를 태우던 차에 신묘단 얘기를 듣고는 당장 여러 가지 경로로 정보를 모았다. 많은 분의 체험기를 보고 나니 한번 시도해보고 싶은 마음이 생겨 친정엄마에게 고려신묘단을 드시게 했다.

적어도 5개월 이상은 다른 말씀 안 하고 꾸준히 드시기로 약속하고 복용을 시작했다. 5개월 정도 지나자 엄마의 얼굴 표정이 많이 부드러워진 걸 알 수 있었다.

평소 바닥에 앉았다가 일어날 때 입에서 나오던 '아야, 아야야.' '아이고 무릎이야, 허리야' 이런 말씀을 아주 적게 한다는 것을 느꼈다. 그리고 느리기만 하던 걸음걸이가 눈에 띄게 빨라지고 팔을 들어 올릴 수 없었던 엄마가 이제는 어깨 위로 팔을 들어 올려 머리를 빗는 것을 보게 되었다. 엄마의 웃는 얼굴을 보니 마음이 참 좋다.

무릎 통증이 없어져 살 것 같다

전인순, 60대 후반

몇십 년간 무릎 통증 때문에 걷는 것도 힘들고 심지어 서 있는 것조차 힘들어 어디에 가서도 앉을 자리만 찾았다. 무릎 통증의 원인은 연골이 없어서 무릎이 제 기능을 하지 못하기 때문이다. 그뿐 아니라 고지혈에 고혈압, 당뇨까지 있어서 평소 얼굴한 번 펴본 일이 없었다.

하루하루 괴롭고 힘든 시간을 보내던 중 지인의 소개로 신묘단을 알게 되었고 혹시나 하는 마음과 지푸라기라도 잡고 싶은 심정으로 신묘단을 복용하게 되었다.

복용한 지 10일쯤 되었을 때 변화가 생기기 시작했다. 이때는 몸이 좋아지는 것 같지 않고 밤마다 몸살이 났다. 문의를 했더니 호전반응이라고 했다. 그렇게 10일 이상 아프더니 또 괜찮아지고. 이런 증상을 여러 번 반복하더니 어느 순간 몸이 점점 괜

질병에서 해방된 사람들

찮아지는 것을 느끼게 되었다.

지금은 신묘단을 5개월째 복용 중인데 전체적으로 몸이 좋아졌다. 그중에서도 제일 좋아진 곳이 무릎이다. 걷는 것이 좀 편해져서 서 있기도 힘들었던 내가 계단도 오르고 좋다. 무엇보다 통증이 없으니 살 것 같다. 그래서 지금은 신묘단을 주위 사람들에게 추천하고 있다. 딸에게도 사위에게도 아들에게도…. 나처럼 관절염 통증 때문에 잠을 이룰 수 없는 분들은 한번 먹어보면 좋겠다.

신묘단 복용 후 되찾은 활력

박미나

요즘 매일매일이 활기차고 기쁨으로 가득 차 있다. 나는 어릴 때부터 몸이 약해 항상 피곤하고 신경을 조금만 써도 기운이 바닥 나서 여러 가지 일을 한번에 처리할 수 없었다. 아무리 급한 일이라도 몸이 안 따라주니까 조금씩 나눠서 할 수밖에 없었다. 그래서 언제나 주변 사람들로부터 걱정하는 말을 듣곤 했다.

우연한 기회에 친척으로부터 고려신묘단에 대해 전해 들었다. 이후 홈페이지와 인터넷 검색으로 고려신묘단을 체험한 사람들의 글을 읽고 그 효능을 직접 체험해보고 싶어 복용을 시작했다. 처음엔 호전반응 때문에 약을 몇 차례 중단했는데 포기하지 않고 잠깐 쉬었다 다시 복용한 것이 지금의 건강을 되찾은 근원이 된 것 같다.

어느 날부터 만성적 피로가 서서히 사라지고 몸에 기운이 쌓

질병에서 해방된 사람들

여 더는 주변 사람들에게서 약골이란 말을 듣지 않게 되었다. 전반적으로 기운도 좋아지고 생활에 활력이 생기면서 우울했던 성격도 밝고 긍정적으로 많이 바뀌었다. 그리고 늘 감기나 몸살 같은 잔병치레로 힘들었던 생활이 이제 뭐든 열심히 하고 새로운 일에 도전하는 건강한 삶으로 바뀌었다.

이런 변화를 곁에서 보고 기뻐하시던 부모님도 고려신묘단을 드신다. 끝으로 고려신묘단이란 놀라운 건강식품을 만들어주신 김주영 사장님께 감사하단 말씀을 드리고 싶다.

발바닥 통증이 사라졌다

한순희

54세이신 어머니는 고려신묘단을 드시고 발 아픈 증상이 나았다. 7년 정도 됐을까? 어머니는 발바닥이 많이 갈라지고 아파서 침도 맞고 병원에도 다녀봤지만 발이 너무 아파서 조금만 걸어도 많이 힘들어하셨다.

어머니는 주방에서 설거지하기가 힘들 정도였는데 5개월 전에 우연히 이 약을 주변인이 권해서 드시기 시작하셨다. 그리고 한 달 정도 지났을까? 발바닥이 많이 나아지셨다. 정말 신기했다. 병원에 다녀도 안 낫던 통증이 지금은 거의 완치되었다. 고려신묘단, 감사할 뿐이다.

질병에서 해방된 사람들

잇몸 통증이 개선되었다

유진원

잇몸과 이가 아파 치과를 찾았는데 진단 내용이 엄청 났다. 이 3개를 뽑고 염증 치료를 해야 한다는 말에 임시 처방으로 부은 염증만 치료하고 왔다. 그러다가 주변에서 잇몸과 이에도 큰 효과를 본다는 고려신묘단 이야기를 듣고 복용하기 시작했다. 반신반의하는 심정으로 복용을 시작했는데 효과가 정말 좋았다.

복용 후 2개월쯤부터 아팠던 잇몸과 흔들렸던 이가 좋아지는 게 느껴졌다. 지금은 4개월째 복용 중인데 아픔과 흔들림이 70%는 좋아졌다. 설마 하는 마음으로 고려신묘단을 접했지만 진작 알았으면 더 좋았겠다는 마음이 크다.

이가 튼튼해지고
머리카락이 새로 났다

김용재, 66세

이가 아파 치과에 내원한 결과 치아 세 개를 뽑고 틀니를 해야 한다는 판정을 받아 고민하던 중이었다. 고려신묘단이라는 식품이 잇몸을 튼튼히 하니 먹어보라는 친척의 권유로 약 7개월 전부터 먹고 있는데 현재 잇몸이 튼튼해진 것은 물론 치아 손상이 없어져 한 개도 치료하지 않고 내 이로 생활하고 있다.

어느 날 사람들이 젊어졌다고 놀리며 머리를 염색했느냐고 묻길래 자세히 보니 머리카락이 빠져서 환히 보이던 머리에 모발이 꽉 찼고 머리카락이 전부 검은색을 띠어 다시 났음을 알게 되었다. 정말 내 건강과 젊음을 다시 찾은 느낌이다.

　　　　　　　　　　　질병에서 해방된 사람들

신묘단으로 산후풍에서 벗어났다

주명화

　흔히 기력이 약해지면 담이 온다고 하는데 나는 아주 심한 편이었다. 한 번 담이 들면 일상생활을 잘하지 못할 정도로 통증이 심하고 세탁기에서 빨래만 꺼내려 해도 담이 와서 거동이 불편했는데, 고려신묘단을 복용한 후 3개월이 지나면서부터는 담드는 걸 모르고 1년이 지난 지금까지도 담이 들지 않아 걱정 없이 편하게 살고 있다.

　그리고 어른들이 산후풍이라고 얘기하시는 발뒤꿈치의 지병도 서서히 좋아지기 시작해 지금은 고통 없이 잘 걸어 다니고 있다. 전에는 발꿈치에 불이 나는 것처럼 아프고, 주무르지 않으면 잠을 이루지 못할 정도로 통증이 심했는데 신묘단을 복용한 이후로는 한곳에 오래 서 있어도 발의 화끈거림이 없어졌다.

　신묘단을 복용하고 얻은 것이 너무 많아서 이런 증상이 있는 분은 한번 복용해보라고 추천한다. 고통에서 헤어난다는 것이 얼마나 행복한 일인지 아마 아파 보지 않은 사람은 잘 모를 것이다. 고려신묘단을 개발하신 대표님에게 감사드린다.

허리 통증과 아토피가
호전되고 있다

이훈

　군대에서 다친 허리가 쉽게 나아지질 않았는데 처형 소개로 신묘단을 복용하게 되었다. 반신반의하며 먹어봤는데 3개월 복용하고 나니 믿기지 않게 허리 통증이 사라지고 구부러진 허리도 많이 펴졌다.

　말로 설명하면 잘 못 믿겠지만 복용해본 결과로는 아주 좋은 식품 같다. 처형도 아토피로 고생하던 차에 이 식품을 복용해서 많이 호전되었다고 했다. 천연식물로 만든 식품이라서 먹는 데 불편함도 없고 더욱 믿음이 간다. 나도 아토피가 조금 있었는데 말끔하게 사라지고 있다. 간지러움도 사라지고 홍점도 사라지고 있다.

무병장수, 꿈이 아니다

이름하여 '백세시대'다. 더 나아가 미국의 어느 대학에선 앞으로 80년 안에 인간의 기대수명이 124세까지 늘어날 가능성이 99%라는 연구 결과를 발표했다. 아마도 인간이 누릴 수 있는 복 중에 최고는 무병장수(無病長壽)라 할 것이다. 늘어난 인생을 병든 채 산다면 100년을 살든 120년을 살든 무슨 의미가 있을까?

경제적으로나 육체적으로나 편안한 노년에 대한 보장 없이 수명만 길어지는 건 그 자체로 재앙이 될 수 있다. 아프지 않고 건강하게 오래 행복하게 사는 게 진정한 삶이다. 그런 면에서 나는 무병장수가 현실이 될 날도 머지않았다고 믿는다. 질병을 예방할 방법을 찾아 제대로 대처한다면 불가능할 리도 없지 않겠는가.

내가 생각하는 무병장수의 기본은 이목구비(耳目口鼻)를 잘 관리하는 것이다.

이(耳)는 귀 청소를 말한다.

50대 혹은 60대를 넘어서도 평생 귀 청소 한 번 안 했다는 경우가 태반이다. 면봉 같은 걸로 귀를 후비거나 손가락으로 파는 걸 귀 청소라고 할 순 없다. 오히려 귀지를 안으로 밀어 넣어 딱딱한 덩어리로 만든다. 귀에 딱지가 앉거나 덩어리가 생기면 그게 바로 염증이다.

평소 귀를 잘 후비면서도 귀 청소에는 무관심한 사람들이 많다. 귀지는 저절로 빠져나오는 것이라 여기기 때문이다. 실제로 그렇기도 하지만 귀에 상처가 났거나 염증이 있는데 방치했다간 호미로 막아도 될 걸 가래로 막게 된다. 귓병은 치료가 늦으면 늦는 만큼 상태를 악화시킨다.

일반인은 귓속을 자세히 들여다볼 수 없다. 신묘수 용액을 사용해 귀지를 빼낼 수도 있겠지만 이비인후과에서 귀 청소를 하는 게 귓병 예방에 가장 효과 빠른 방법이다.

목(目)은 눈의 노화 방지를 말한다.

내가 알기론 50대를 기준으로 80%가 먼 데를 잘 보고 가까운 데를 잘 못 본다. 먼 데도 보고 가까운 데도 보고 살아야 일상생활에 불편이 따르지 않는다. 다초점 렌즈라는 게 있긴 하지만 나이 들수록 적응이 어려워 사고 위험을 배제할 수 없다. 주변에서 계단을 내려가다 굴러떨어졌다는 이야기도 종종 듣는다.

눈은 이목구비 중 가장 빠르게 노화가 일어난다지만 개선할 여지는 충분하다. 노안이 와서 그런 것이려니 지레 포기하지만 않으면 먼 데 가까운 데 다 보고 사는 건 기본, 다른 신체 기관의 염증까지 제거하는 일거양득(一擧兩得), 아니 일거다득(一擧多得)의 효과를 얻을 수 있다.

당뇨 합병증으로 3미터 앞에 있는 사람도 못 알아보던 이가 신묘수를 눈에 넣은 지 3일 만에 상대를 구별하게 된 사례도 있다. 세계적인 난치병에 속하는 당뇨도 결국 만성염증의 결과물이다. 2023년 현재 우리나라 당뇨 환자는 600만 명을 넘어섰다고 한다. 그중 소아당뇨병 환자는 3만여 명. 반나절 정도만 인슐린 투여가 중단되어도 사망위험이 따르는 심각한 합병증이 발생하는 질환이다. 의학계 일부에서 소아당뇨를 중증 난치질환으로 지정해야 한다는 목소리가 있지만 이해관계가 얽힌 병원 집단과 정부의 미온적인 태도로 어린 환자들이 희망을 갖기에는 시기상조일지도 모른다.

질병에서 해방된 사람들

신묘단과 당뇨 치료의 명확한 인과관계에 대해선 현재 연구가 진행 중이다. 일단 상황은 긍정적이다. 어쩌면 우리가 세계 최초로 당뇨를 극복할 수 있지 않을까? 말 같지도 않은 소리로 들릴지도 모르지만 나는 이것이 그저 허황된 꿈이라고만 생각하진 않는다.

구(口)는 잠버릇을 말한다.

본문에도 언급했듯이 입을 벌리고 자는 건 코가 막혔기 때문이다. 중증 환자들은 대부분 입을 벌리고 잔다. 파킨슨병이 대표적이다. 그런데 내가 아는 파킨슨 환자들이 전하는 이야기에 따르면 이른바 국내 최고 병원 의사들도 잠버릇이 어떤지 묻지를 않더라는 것이다. 의사협회 세미나 같은 데서 어째서 파킨슨 환자는 입을 벌리고 자는지 공론화해서 문제를 제기할 법도 하건만 아직 그런 행사가 있다는 소린 듣지 못했다.

의사가 환자를 위해 할 수 있는 일에는 한계가 있을 수밖에 없다. 자기 몸은 자기가 알아야만 질병으로부터 자신을 지킬 수 있다. 입 벌리고 자는 습관을 단순한 잠버릇으로 흘려넘겨선 안 된다는 얘기다.

비(鼻)는 제일 중요한 후비루를 말한다.

내가 후비루에 관심을 갖게 된 건 순전히 우연이었다. 수십 년을 눈 때문에 고생하다가 신묘수를 눈에 넣은 뒤 폐 가래가 목에서 올라오기에 내 몸의 변화를 유심히 관찰한 결과 알게 된 사실이 후비루 연구의 바탕이 되었다.

언제부턴가 밥을 먹으려고 하면 오른쪽 코에서 콧물이 떨어졌다. 찬밥 더운밥 가리지 않고 한두 숟갈 뜨기도 전에 콧물이 뚝뚝 떨어지는 바람에 난감한 때가 많았다. 전에는 없던 증상이었다. 한쪽 코가 막힌 줄도 모른 채 살다 눈에 있는 염증을 제거하려고 넣은 용액이 코를 뚫어준 결과였다. 계속 넣었더니 밥 먹을 때 콧물은 1년 반이 지나자 완전히 멈췄다.

작년에 코로나가 살짝 왔다 갔을 땐 일주일 격리 기간 중 이틀 동안 코를 한 200번 풀었다. 밥 먹을 때 떨어지는 콧물과는 차원이 달랐다. 코에 가래가 가득 들어찼는데 아무리 풀어도 시원치가 않았다.

"오냐, 네가 이기나 내가 이기나 한번 해보자!"

작정하고 있는 힘껏 코를 풀어도 10분이나 20분 지나면 다시 코가 막혀오곤 했다. 약간의 미열이 있는 것 말고는 딱히 불편한 데가 없어 죽자고 코만 풀었더니 어느 순간 머리통이 하늘로 치솟는 것마냥 가벼워졌다. 나에겐 코로나가 전화위복이 된 셈이다. 마지막으로 명치에서 큰 가래가 서너 번 올라오곤 끝이었다. 후비루를 완전히 열기까지 4~5년은 걸린다고 확신하게 된 이유다. 나의 경우 이제 70%는 열린 듯하다.

전에 어느 공무원이 내게 물었다.

"한두 가지만 더 빨리 낫게 하는 방법은 없을까요?"

이건 말도 안 되는 얘기다. 어째서 멀쩡한 사람이 눈에 용액을 넣으면 고름이 쏟아져 나올까? 그 많은 고름이 눈에만 있었던 것일까? 누누이 말하지만 고름이 빠져나온다는 건 몸 어딘가에 있던 염증이 배출된다는 신호다. 신묘수를 계속 눈에 넣으면 코가 나오고 코를 풀면 귀로 삑삑 소리가 난다. 나중엔 콧등에서 바람이 올라온다. 비로소 막힌 코가 다 열린 것이다.

염증이 어떻다고 하면서 현대의학은 피검사가 최고라고 떠든다. 피검사로 밝혀낼 수 있는 게 많기야 하겠지만 그런다고 근본 치유가 될 수 있느냐 하는 문제에 대해선 솔직히 회의적이다. 허준 선생은 『동의보감』에 이런 말을 남겼다.

"사람의 몸은 한 나라와 같다. 아직 생기지 않은 병이라도 미리 다스려야 한다."

국가를 경영하듯이 세심하고 폭넓게 그리고 긴 안목으로 자신을 돌보라는 뜻이리라. 건강을 자신하는 사람일수록 금과옥조로 새겨야 할 명언이다. 나이 들어서도 젊게 사는 비결이란 게 따로 있는 것 같지는 않다. 허준 선생 말씀대로 하면 되는 것이다. 없앨 건 없애고(염증) 열어야 할 건 열어주고(눈·코) 스스로 자기 몸을 섬기면서 사는 것이야말로 무병장수의 요체가 아닐까.

30년간 당뇨를 앓아온 친구가 있다. 하룻밤에 화장실을 대여섯 차례나 간다고 고통을 호소하던 그는 신묘수를 눈에 넣은 지 4개월 만에 화장실 가는 횟수가 절반으로 줄었다. 400이 넘었던 당 수치도 200대 초반으로 낮아졌다. 온갖 의학책을 다 뒤져봐도 답을 찾지 못했다며 의아해하는 그에게 이 말을 해주고 싶었다.

자네가 믿거나 말거나 당뇨는 불치가 아니라고.

요즘 나는 당뇨로 눈이 멀어가는 40대, 50대, 60대 환자를 돌보고 있다. 셋 다 징후가 좋아 내년쯤에는 경과를 공개할 수 있을 것이다.

왜 인간은 젊어서는 밤새 숙면을 취하는데 나이 먹으면 자다 깨서 화장실에 가는 것일까? 한방이든 양방이든 이건 약도 없다. 젊은 나이에도 전립선, 당뇨, 자율신경 장애로 인한 문제로 자다 깨서 화장실에 가는 수가 있다. 밤에 화장실을 잘 안 가던 사람이 3~4번 간다고 가정하면 하루 평균 1~2시간, 10년으로 치면 2년을 못 잔다는 얘기다. 직장인의 경우 밤에 숙면을 취하지 못해 일에 집중을 못 하는 악순환이 반복될 수밖에 없다. 젊은 사람이 일을 못 하면 개인적으로나 국가적으로나 엄청난 손실이다. 더군다나 중증 환자가 잠을 못 자면 몸이 초토화되기 마련이다.

파킨슨증후군을 앓는 친구는 약의 부작용이 심해 본인의 의지로 약을 다 끊은 상태에서 신묘단을 복용한 지 2년째 접어들었다.

"밤에 자다 깨서 서너 번은 소변을 보던 양반이 신묘단을 먹은 뒤로 달라졌네요. 요즘은 하루 한 번밖에 안 일어나요."

부인이 신기했던지 전화로 소식을 전했다. 아마도 내년 이맘때쯤은 파킨슨병을 완치한 사례가 나올 것 같다. 내 생각에 중풍이 파킨슨보다 2배 이상 치료가 빠르다.

평소 젊은 중풍 환자를 보면 마음이 아팠다. 평생을 온전치 않은 몸으로 산다는 게 심적으로 얼마나 큰 고통일지는 감히 내가 상상할 수 있는 이상일 터였다. 작년 3월경 우연찮게 풍 맞은 친구를 만나 올 2월 1일부터 돌보기 시작했다. 지금은 많이 호전된 상태로 생각보다 상당히 빠른 기간 안에 효과가 나타났다.

중풍은 유사 이래 약이 없다고 하며 고쳤다는 사례도 없다. 어떻게든 친구가 좋아지길 바라는 마음에서 내가 할 수 있는 건 다 해보기로 했다. 지압이 별것 아닌 것 같아도 한 번 해주고 나면 광대뼈가 튀어나온다. 그만큼 에너지가 쓰이는 일이다. 보양식이며 보약값도 만만치 않게 들어갔다.

"한 걸음 떼려면 몸이 천근만근이더니만 이제는 자꾸 발이 앞으로 나가."

엊그제 만났더니 친구 얼굴에 화색이 돌았다. 약 두 달 만에 몸이 가벼워졌다는 얘기다. 신묘수를 눈에 넣고 있는데 고름이 계속 나온다고 한다. 이는 보편적인 증상으로 상태가 호전되고 있다는 뜻이다. 이대로 나가면 올해 안에 최하 70~80%는 호전되어 내년엔 일상생활이 가능할 정도로 좋아질 것으로 예상한다.

질병에서 해방된 사람들

비문증으로 고생하던 지인은 진작 신묘수를 만나지 못한 걸 아쉬워했다. 비문증은 눈앞에 날파리나 모기 같은 이물질이 떠다니는 것처럼 느껴지는 증상이다. 병원에서 눈 고름을 여러 번 짰다고 한다. 요즘은 의사들도 눈에서 고름을 짜준다니 다행한 일이지만 효과가 오래가지는 않는 듯하다. 시간이 지나자 다시 원상태로 돌아왔다는 얘기였다. 신묘수가 효능을 발휘하면 내년에 위의 두 사례와 함께 공개할 것이다.

이 책이 세상에 나오면 여러 말이 많을 줄 안다. 그렇더라도 나로선 한 점 거칠 것이 없다. 지구상에서 누군가는 꼭 이 일을 해야만 한다는 신념과 소신을 갖고 걸어온 길이다. 판단은 어디까지나 독자들의 몫이다.

질병에서 해방된 사람들
눈과 코가 열리면 만병을 고칠 수 있다

지은이 | 김주영
발행처 | 도서출판 평단
발행인 | 최석두

등록번호 | 제2015-000132호
등록연월일 | 1988년 7월 6일

초판 1쇄 인쇄 | 2023년 6월 5일
초판 1쇄 발행 | 2023년 6월 12일

주소 | (10594) 경기도 고양시 덕양구 통일로 140(동산동 376)
　　　삼송테크노밸리 A동 351호
전화번호 | (02)325-8144(代)
팩스번호 | (02)325-8143
이메일 | pyongdan@daum.net

ISBN | 978-89-7343-556-2 13510